El **Dr. David Ponce** (Barcelona, 1968), máster en Osteopatía por la Universidad Autónoma de Barcelona. Máster universitario en Terapia Manual Osteopática y graduado en Fisioterapia por la Universidad Europea de Madrid, Doctor por la Universidad de Lleida, no ha parado de investigar nuevos caminos en busca de una visión multidisciplinar e integrada de la medicina natural. Dietética y nutrición, homeopatía, medicina tradicional china y ayurvédica y un largo etcétera se suman a los estudios que configuran su particular visión holística de la salud, indagando respuestas más allá de las aulas y preocupándose por lograr el bienes-tar físico y emocional. Ponce combina el cuidado de vértebras, músculos y fibras con el de las emociones, pasiones y pensamientos de sus pacientes.

Fundador en Barcelona de una de las principales clínicas especializadas en Osteopatía, su interés por fomentar la normalización e investigación de la medicina natural le llevó a formar parte de la comisión de expertos de medicinas alternativas de la Generalitat de Catalunya.

David Ponce compagina su práctica profesional con la formación de nuevos especialistas. Organiza, dirige e imparte clases para universidades en numerosos cursos y simposios nacionales e internacionales. Su gran confianza en la efectividad de la osteopatía le ha llevado a realizar su tesis doctoral sobre la osteopatía como reducción de costes económicos y sociales en el sistema sanitario.

Es también autor de *Más amor y menos ibuprofeno* (Plataforma Editorial, 2012).

www.clinicaosteopatica.com | info@clinicaosteopatica.com

El dolor de espalda
y las emociones

El dolor de espalda y las emociones

Conocerse para curarse

Dr. David Ponce

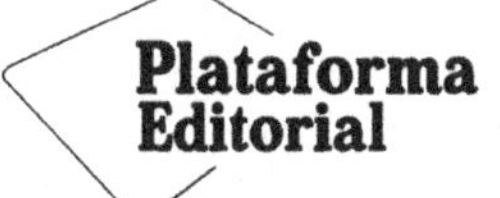

Plataforma Editorial

Primera edición en esta colección: junio de 2010
Duodécima edición: noviembre de 2018

© David Ponce, 2010

© del prólogo: Víctor-M. Amela
© de la presente edición: Plataforma Editorial, 2009
Plataforma Editorial
C/ Muntaner, 231, 4-1B – 08021 Barcelona
Tel.: (+34) 93 494 79 99 – Fax: (+34) 93 419 23 14
www.plataformaeditorial.com
info@plataformaeditorial.com

Depósito legal: B. 26.705-2010
ISBN: 978-84-96981-88-1
Printed in Spain – Impreso en España

Diseño de cubierta:
Jesús Coto
jesuscoto.blogspot.com

Fotocomposición:
Serveis Gràfics Rialtex

El papel que se ha utilizado para imprimir este libro proviene
de explotaciones forestales controladas, donde se respetan
los valores ecológicos, sociales y el desarrollo sostenible del bosque.

Impresión:

BookPrint Digital

L'Hospitalet de Llobregat (Barcelona)

El objetivo que me ha llevado a escribir este libro no es mérito propio, sino de la inspiración en el tratamiento de miles de pacientes durante veinte años de trabajo.

Quiero dedicar este libro a mis queridas Rosa –mi mujer– y Paula y Alexia –mis hijas– por su apoyo y comprensión por las horas de trabajo que me ha llevado escribirlo, ya que sin duda les robé algo de mi tiempo libre y su compañía. A mis padres Josep y Mary, y a mi familia, por enfocar, conducir y disciplinar mi vida y mis estudios en el respeto, pero sobre todo en el amor hacia los demás, y especialmente por ayudarme a entender el amor de Dios sobre mí y los que me rodean. A todos ellos, dedico este libro.

Índice

Índice

Discernimiento para mimar la salud integral

Hay personas que parecen haber nacido destinadas a hacer lo que están haciendo. A David Ponce le atropelló un coche en la Diagonal barcelonesa cuando era un tierno pollo pera, y quedó hecho fosfatina. Padeció operaciones, enyesamientos, rígidas inmovilidades y rehabilitaciones dolorosísimas de huesos, músculos y ligamentos en días en que la osteopatía, la fisioterapia y la quiropráctica eran por aquí todavía exotismos por desembalar. David Ponce logró sobreponerse a sus quebramientos, y sintió luego que tenía una misión: ayudar a los demás a no sufrir inútilmente, a sentir su cuerpo no como onerosa carga, sino como ligeras alas con las que subir más alto y llegar más lejos.

«¡Somos un esqueleto bañado en fluidos!», me resumió David Ponce cuando le conocí y le entrevisté para «La contra». Durante aquel encuentro me habló de huesos, vértebras, músculos y fibras… pero también de emociones, pasiones y hábitos. Salí de su consulta seguro de que ese hombre de cristalina mirada azul veía claro. Además, había empleado una palabra antigua que hacía mucho que yo no oía en una conversación: «discernimiento». ¡Exacto! Entendí que David Ponce gozaba de un certero discernimiento: te mira a los ojos, observa tu osamenta, escruta tu caminar, posa sus manos en tu piel… y sabe qué te está pasando y qué te convendría corregir. Y te ayuda.

Motus vita est es uno de los lemas de David Ponce. El movimiento es vida, insiste. Si le oyes explicar los beneficios del ejercicio físico diario, tus pies se disparan solos con deseos locos por lanzarse a caminar. Porque David Ponce no parcela su labor clínica con una receta encorsetada propia de consulta rápida: por el contrario, expande sus diagnósticos en un escrutinio integral de la salud del paciente. Y ésta es justamente la filosofía contenida en este libro que ahora tienes entre manos: la de vademécum completo para atender al propio cuidado de uno mismo, la vieja aspiración de los sabios griegos, de los primeros filósofos…

Este libro, pues, propone esa visión holística de la salud que interesa al cuerpo y al alma. Captar y desvelar las conexiones entre vértebras y vísceras, entre cerebro y corazón, entre pensamientos y emociones, entre neuronas y hormonas, es el horizonte de la medicina futura que en algunos casos es ya presente, como lo es para David Ponce cuando te habla de psiconeuroinmunología. Él te señala los vínculos invisibles entre lo que haces y lo que piensas, lo que sientes y lo que temes, lo que te duele y lo que crees, entre tu vida sexual y tu humor, entre tus vértebras y tus pulmones… Y te aconsejará cómo te conviene moverte, qué y cómo deberías comer, cómo descansarás mejor…

Si no tienes la fortuna de tratar en persona a David Ponce, con este libro tendrás al menos un cómodo acceso a su visión global de la higiene física y psíquica. Este libro es un manual completísimo y muy detallado acerca de lo mucho que, día a día, tú mismo puedes hacer por ti. David Ponce nos regala con este libro, en suma, un ambicioso tratado que supera la especialización del ámbito osteopático para abordar la salud como un modo de estar en la vida con plenitud. Te ayuda a disfrutar más de la existencia y hacérsela más grata a las personas que tengas a tu alrededor. «Parte de la curación radica en la voluntad de sanar», ya enseñó Séneca. Pues bien, los conocimientos de Ponce contenidos en este libro, sumados a tu voluntad, bien pueden activar tus resortes de la alegría de vivir.

Leer este libro, en definitiva, puede ser tu modo de desplegar el sabio consejo de Gandhi: «Sé tú el cambio que quieres para el mundo».

Víctor-M. Amela

Introducción

«Los órganos lloran las lágrimas que los ojos se niegan a derramar.»

Sir William Osler

Probablemente ha abierto este libro porque su título le llamó la atención por algún motivo. Quizás ha pasado o esté pasando por una situación que le *estresa*, le angustia o le preocupa, y sospecha que esto empieza a afectarle la salud. Quizás, simplemente, hace demasiado tiempo que le duele la espalda y nadie acaba de darle una explicación adecuada ni encuentra el tratamiento que realmente acabe con su problema. En las páginas siguientes, además de explicar las bases anatómicas y fisiológicas que justifican por qué las emociones y el dolor suelen ir juntos, doy unas pautas básicas tanto para identificar el origen real del dolor como para que pueda mejorar la forma de su cuerpo y, de esta manera, pueda resistir mejor el impacto negativo de las emociones.

Por este motivo, para abrir este libro he escogido una frase del canadiense sir William Osler, considerado el padre de la medicina moderna. En el alba del siglo xx, al escribir «Los órganos lloran las lágrimas que los ojos se niegan a derramar», iniciaba sin saberlo el reconocimiento de la relación entre mente y cuerpo por parte de la medicina occidental, algo que, un siglo más tarde, sólo empieza a valorarse seriamente. Las emociones no sólo nos hacen sentir alegres, iracundos o tristes, sino que también afectan el funcionamiento de algunos de nuestros órganos. Es lo que denominamos «dolor emocional»: aparte de los síntomas evidentes de miedo, ira, tristeza, rabia, enfado o frustración, estas emociones, sobre todo cuando no se expresan o se expresan inadecuadamente, desencadenan efectos sobre algunos órganos o aparatos del cuerpo que se traducen en dolor, contracturas, alteraciones digestivas, una *bajada* de defensas, cefalea o, simplemente, un dolor de espalda invalidante.

Es posible que haya relacionado su malestar con alguna de estas emociones, pero quizás no acabe de comprender los motivos de dicha conexión; incluso es posible que haya descartado la idea por parecerle absurda o inconexa. Sin embargo, esto que ha vivido y ha experimentado en sí mismo o en algún familiar o amigo tiene una explicación anatómica que pone en evidencia por qué existe una interrelación directa entre nuestra espalda y nuestras emociones.

Nuestra fisiología y la fisiología de nuestros órganos quedan dañadas en el transcurso de las perturbaciones de nuestras relaciones emocionales. El dolor afectivo y emocional puede ser peor que el peor de los cólicos renales o el peor de los lumbagos. La calidad de nuestras relaciones afectivas con padres, hermanos o amigos puede condicionar nuestra salud o enfermedad; sentirse arropado, amado, entendido y consolado puede ser la mejor de las medicinas curativas para el organismo.

En medio de la selva de la supervivencia que es el mundo moderno, intentaré que este libro pueda aportarle una pequeña guía para su dolor, sea cual sea su origen o localización; de ello dependerá que la fisiología de su organismo pueda gozar de los beneficios de la coherencia entre la mente y el cuerpo.

El 90% de la población padece o padecerá algún tipo de dolor de espalda. Eso es lo que se desprende de las estadísticas, y lo puede corroborar cualquier médico, **osteópata, fisioterapeuta u otros profesionales de la salud** tan sólo mirando por qué consultan los pacientes: en algún momento de su vida, un 90% de las personas tienen dolor en la espalda más o menos intenso y más o menos duradero.

Lo interesante es que, de todos ellos, si separamos el dolor de origen traumático, los accidentes, el dolor por problemas congénitos de la columna o el que se asocia a patologías graves, en el resto de casos, investigando un poco, es posible llegar a encontrar la participación activa de las emociones en el origen y la perpetuación del dolor. Incluso, a veces, las emociones modifican la manera como algunas personas viven el dolor de espalda, incluso cuando está producido por una lesión traumática o una desviación congénita.

Tanto si padece un dolor de espalda originado por un traumatismo o accidente, como si nadie ha encontrado una explicación satisfactoria para su dolor de espalda, en este libro podrá encontrar pistas para identificar sus causas y, sobre todo, las bases para comprender por qué es así.

Si está cansado de encontrar soluciones «parche» a su dolor de espalda que no acaban con el problema y sólo le aportan un alivio temporal, este libro le permitirá comprender cómo y por qué su cuerpo sigue con dolor. Por otro lado, si usted es un profesional sanitario cansado de ver que sus pacientes no mejoran con los tratamientos habituales o estandarizados y que la administración de los medicamentos convencionales no son capaces de solucionar el problema, la lectura de este libro le aportará una visión más amplia de la persona que puede resultarle de utilidad en la práctica clínica.

I

Conoce tu cuerpo, conoce tu dolor

1. En la consulta, antes de empezar con la teoría

«La enfermedad no sólo es el resultado de nuestros actos, sino también de nuestros pensamientos.»

ANDRÉ MAUROIS

Miguel es vendedor en una empresa de artes gráficas; tiene 54 años, un ligero sobrepeso y, desde hace una década, presenta lumbalgias ocasionales. Trata de solucionar este dolor con algún día de baja laboral y una tanda de antiinflamatorios que invariablemente le acaban produciendo gastritis. Vino a la consulta recomendado por algún amigo, después de haberse pasado los últimos dos meses con un dolor casi constante que no mejoraba de ninguna manera. En la última visita a su médico habitual, le habló de dos hernias de disco y le sugirió que se operase cuanto antes.

Miguel me explica sus antecedentes, me cuenta que vive con su esposa y dos hijas adolescentes, y me comenta que dada la actual situación de crisis en el sector, cada día que no puede trabajar a pleno rendimiento, son oportunidades que pierde; incluso le preocupa que su puesto peligre y, a su edad, no puede permitirse ni imaginar quedarse en el paro. Eso, dice, es lo que más le preocupa.

Cuando le exploro, identifico una zona claramente bloqueada en la parte baja de su columna, **algunos desajustes corporales estructurales y funcionales, y en la primera visita le desbloqueo**. Además, le doy algunas pautas para mejorar su dieta y unos ejercicios sencillos **para estirar y reforzar** la musculatura.

Después de 20 años de experiencia en la consulta viendo a centenares de pacientes con su dolor de espalda, he visto gran infinidad de patologías no resueltas por no darles un enfoque integral, holístico, y por no tener en cuenta la dimensión global del paciente.

He visto a muchos pacientes que entran en un quirófano sin necesidad, con la buena intención de intentar arreglarles de manera mecanicista sus patologías, como si se tratara simplemente de materia inerte; el éxito, en estos casos, ha sido relativo o puntual en el tiempo. Un gran porcentaje de mis pacientes vienen a consultarme por sus hernias discales; muchos de ellos nunca se operarán; otros, inevitablemente y por su bien, estarán obligados a hacerlo. Del mismo modo, he visitado a pacientes que habían estado en manos de algunos mal llamados *profesionales* de la medicina alternativa, que no les dieron un buen enfoque profesional a su dolen cia y sólo les generaron falsas expectativas de mejora, sin llegar a obtener buenos resultados y, en algún caso, provocarles males irreversibles. Radiólogos expertos opinan que si a un gran número de personas les hiciéramos una resonancia magnética de su columna vertebral, un porcentaje muy alto mostraría protusiones o hernias que, en muchos de casos, serían asintomáticas, por lo que dicha prueba debería siempre ser complementaria y nunca definitiva.

El valor de las patologías debe medirse por su clínica (síntomas), no por su apariencia.

Ante estas experiencias, empecé a plantearme la necesidad de escribir un libro basado en la realidad de la experiencia de los pacientes que, a lo largo de estas dos décadas, me han confirmado que el enfoque simplemente mecanicista de mi profesión es un error. Mi práctica profesional de la **osteopatía**, la **fisioterapia** y la **homeopatía** me han mostrado algo esencial: que la espalda sufre por motivos muy diversos, pero que en todos los casos la mente y las emociones participan de manera activa, directa y, casi siempre, única en la instauración del dolor y en la manera en que cada paciente lo vive.

Hoy día los científicos más prestigiosos en neurología afirman que cada uno de nosotros experimentamos y vivimos nuestras emociones de una manera distinta y única, y que la manera como las racionalizamos marcará y determinará cómo afectan a nuestro organismo.

Miguel me llamó al día siguiente muy contento para explicarme que se encontraba mucho mejor y que había podido ir a trabajar con normalidad. Quedamos en que acudiría de nuevo a la consulta 15 días después.

Cuando le vi entrar por la puerta, percibí enseguida que algo no funcionaba. Efectivamente, el dolor había aparecido de nuevo en la misma zona lumbar y, al explorarlo, encontré de nuevo un **bloqueo importante y grandes restricciones de movilidad en partes distantes de su espalda.**

En esta segunda visita, volví a preguntarle si estaba más estresado de lo normal; le pregunté por su trabajo, su vida familiar, la convivencia con su esposa y si sus hijas adolescentes le preocupaban en exceso por algún motivo. Miguel me explicó entonces que desde hacía un tiempo experimentaba algunos problemas en las relaciones sexuales con su esposa y me comentó hasta qué punto esto le preocupaba y hacía temer que afectara seriamente su relación.

Volví a desbloquearle la zona lumbar y **reequilibré su columna de nuevo; insistí en la dieta equilibrada para lograr una buena eliminación de toxinas y un peso más adecuado; le recomendé que hiciera los estiramientos y ejercicios tonificantes de manera regular** y, además, empezamos a orientar el problema que realmente le preocupaba.

Miguel y su esposa visitaron a un compañero psicólogo terapeuta sexual que les aconsejé y que solucionó fácilmente los problemas de erección relacionados con el estrés. Sin ese temor, la vida sexual de Miguel mejoró notablemente y, con ello, su dolor de espalda desapareció sin necesidad de tomar más antiinflamatorios y, sobre todo, sin necesidad de operarse.

Es evidente que mi manera de trabajar ha evolucionado con los años; lógicamente, cualquier profesional de la salud va modificando su enfoque, en parte debido a los avances del conocimiento, pero también al aprendizaje del día a día, a las enseñanzas que aporta tratar a pacientes intentando lograr una curación objetiva, yendo al fondo de sus dolencias y teniendo en cuenta una aproximación holística.

En este proceso, no puedo dejar de lado la gran experiencia que me ha proporcionado el hecho de ser profesor universitario, durante 15 años, de varias promociones de alumnos que, con sus preguntas, dudas y planteamientos, han acrecentado mis ganas de profundizar en el conocimiento del cuerpo humano. Siempre he tratado de poner mucho énfasis en algo que me parece esencial: a mis alumnos universitarios les digo que **sus futuros pacientes no son una simple vértebra bloqueada, un hígado en disfunción o un sistema inmunológico deprimido, sino que son personas con pensamientos, miedos y caracteres que condicionan su organismo de manera especial y única.**

Sin esta visión, ningún profesional sanitario podrá llegar a ser un buen profesional, simplemente porque olvida la parte más importante de sus pacientes: su ser.

Jueces, empresarios, abogados, paletas, administrativos, maestros, peluqueras, políticos, ejecutivas, amas de casa, médicos, azafatas y, en definitiva, cualquier profesional, cada uno en su contexto particular, con sus hábitos propios de trabajo más o menos saludables, comparten un denominador común: son personas que, en sus contextos, viven, sufren, han sufrido y, en algún caso, seguirán sufriendo dolor de espalda simplemente por el hecho de no cambiar nada en su vida, por no dar un golpe de timón a sus hábitos.

Su dolor no cambiará si nada cambia en su vida

No podemos dejar de lado el hecho de que la mayoría de los pacientes padecen –como usted, como yo– las adversidades del mundo moderno: estrés, ruido, contaminación ambiental, desajustes horarios, contaminación alimentaria… y son víctimas de prisas, hipotecas, presión, tráfico, radiaciones y un sinfín de situaciones estresantes que sólo acentúan y retroalimentan el dolor y, en muchos casos, lo producen.

Si a todo ello le sumamos un pasado que no se solucionó de la manera apropiada, un problema familiar que quedó sin cerrarse, la muerte de un ser querido, un matrimonio fracasado o en vías de serlo, una sexualidad más o menos reprimida, miedo al futuro, problemas económicos y un largo etcétera, así como falta de ejercicio físico, desajustes alimentarios y falta de un descanso reparador, ya tenemos los ingredientes del cóctel perfecto, el terreno abonado para que a corto, medio o largo plazo, usted forme parte de ese 90% de la población mundial que padece dolor de espalda.

Rosa tiene 65 años, es ama de casa y vino a consultarme porque padecía varias alteraciones acompañadas por un desánimo notable. Me dijo que, cuando le dolían las articulaciones, sentía una tristeza absoluta. No es muy habitual identificar el dolor con la tristeza porque, por regla general, lo primero que hacemos ante un dolor que consideramos material es tratar de buscar soluciones también materiales, mediante medicamentos.

Rosa es el ejemplo típico de mujer sin una profesión determinada –o que no la ejerce– que ha dedicado gran parte de su vida a hacer las labores del hogar y criar a sus hijos. Es lo que llamo el *síndrome del cuidador*, que aparece sobre todo en mujeres como ella.

Rosa me explicó que ha estado atendiendo a su esposo y a sus tres hijos durante los últimos cuarenta años, al tiempo que se lo ha negado todo a sí misma, no ha podido disfrutar de cosas que le hubiera gustado hacer y que, ahora que los chicos son mayores, sigue con el cuidado de sus dos nietos –porque los padres trabajan y la abuela, no–. Además, la madre de Rosa tiene 86 años y una salud delicada, de modo que recientemente decidió trasladarla a su casa para poder prestarle la atención que necesita. Para colmo, hace dos meses el hijo mayor de Rosa se separó y regresó al domicilio paterno.

El síndrome del cuidador es muy frecuente en la sociedad actual, ya que la figura materna asume con resignación todas las responsabilidades emocionales y de la casa que se le ponen por delante.

A Rosa, este síndrome se le manifestaba en forma de cansancio, alteraciones digestivas y problemas articulares. Tomaba tranquilizantes para dormir, antiinflamatorios para el dolor y reguladores de la tensión arterial y de la tiroides.

¿Cómo pudimos afrontar un caso tan complejo y que involucra a tantas personas? Lo principal fue darle algunas recomendaciones básicas y practicarle algunas manipulaciones para desbloquear su columna, que acusaba gran rigidez, y reducir el dolor intentando cambiar la percepción del mismo, reequilibrando el sistema nervioso con técnicas miofaciales y orgánicas; pero es evidente que si no hay una concienciación familiar sobre la problemática y el compromiso de quienes la rodean para modificar la situación y reequilibrar las responsabilidades, resulta muy difícil llegar a una verdadera solución de la problemática.

La sobrecarga emocional es el denominador común de muchas personas que se encuentran en el caso de Rosa.

¿Aparte del dolor de espalda, tiene la sensación de que cada vez tiene menos energía? ¿Le parece que no es capaz de superar resfriados que se encadenan uno detrás de otro? ¿Tiene alteraciones digestivas constantes, *gases* intestinales, palpitaciones, opresión en el pecho, angustia, falta de aliento, sensación de ahogo o un largo etcétera de síntomas similares? ¿Casos como los de Rosa o Miguel, le parecen familiares? ¡Pues bienvenido al mundo real!

Este libro está pensado para usted, porque todos estos síntomas, por separado o la suma de varios de ellos, indican que usted no lleva el timón de su salud; que hay cosas que debe cambiar –y no simplemente hábitos, sino también pensamiento y filosofía de vida–. Naturalmente, no es sencillo, pero tampoco es imposible, se lo puedo asegurar.

Encuentre en los siguientes capítulos una manera saludable, natural, eficaz, integral, honesta y sincera de mejorar su salud, su dolor de espalda y las desagradables consecuencias que ello comporta. No se trata de ninguna fórmula mágica ni pretendo descubrir ningún secreto. Simplemente me propongo explicarle cuál es la estructura de nuestro cuerpo (huesos, músculos, articulaciones y nervios) y cómo se interrelacionan con los demás órganos y sistemas para que, aplicando de manera eficaz lo que nos va mostrando la ciencia, pueda experimentar hasta qué punto usted mismo es capaz de curar su cuerpo y mejorar su vida y el funcionamiento de su mente de manera saludable y natural, para poder estar y sobre todo ser una persona mejor.

A veces, nuestra única contribución como profesionales de la salud se basa en el hecho de poner por escrito frente al paciente algo que él mismo te explica, aunque espera que le quites todos sus males con una varita mágica o el poder sanador de tus manos durante una sola sesión.

¡Cuán útil resulta identificar la raíz, a menudo emocional, de los problemas para poder explicarle al paciente la realidad de sus dolencias y ser capaz de complementar el tacto de mis manos, **al reequilibrarlo estructuralmente con técnicas osteopáticas** con un enfoque más preciso de las causas, poniendo sobre la camilla la mejor profesionalidad que puedo aportar, el amor a mi profesión y a **la vida**, la experiencia de más de dos décadas y, sobre todo, estimular la participación del paciente para conducirle a la curación (a menudo, la autocuración) con el enfoque más integral posible!

Como dijo Séneca hace casi dos mil años: «**Parte de la curación está en la voluntad de sanar**». Empecemos, pues, conociendo el porqué de nuestro cuerpo.

2. Esqueleto. Huesos y músculos

«Un sanador es una persona que ayuda y apoya a los demás en su proceso de aprender a confiar en sus propias verdades y a vivir más plena y libremente.»

Shakti Gawain
Los cuatro niveles de la sanación, 2007

La importancia de tener un conocimiento mínimo sobre nuestro sistema esquelético es que difícilmente podremos visualizar ni entender qué nos sucede si no identificamos el tipo de dolor que padecemos, su origen y por qué está en ese lugar. Esto es posible sólo con algunos apuntes sencillos sobre la constitución del cuerpo humano y, en especial, sobre dos aspectos concretos: cómo está constituido el sistema músculo-esquelético y su relación con el sistema nervioso.

Más de 200 huesos articulados entre sí

El sistema esquelético está constituido por 206 huesos aproximadamente. La particularidad es que todos los huesos están unidos entre sí, con la excepción del hueso hioides, el que está situado en la parte anterior del cuello, a la altura de la garganta. El hecho de que todos los huesos se encuentren unidos entre sí mediante articulaciones resulta esencial para entender nuestro cuerpo como una unidad, como un todo.

El problema es que en medicina, a menudo se tiende a disgregar el funcionamiento de las articulaciones, como si fuesen entidades separadas e independientes. ¿Es concebible un dolor lumbar originado en el pie? La respuesta es sí, porque una alteración del pie mantenida de manera crónica va generando desajustes que acaban provocando un dolor lumbar, derivados del miedo a apoyar normalmente el pie que nos duele al caminar, de modo que contraemos anormalmente un grupo de músculos o sobrecargamos parte del esqueleto y las articulaciones que normalmente no se sobrecargarían. En estas condiciones, la zona lumbar puede resultar perjudicada y empieza a doler.

Si tratamos únicamente el problema lumbar y prescribimos potentes analgésicos para tratar el dolor, sin dar un paso atrás para observar el panorama completo, al persistir el problema en el pie, el paciente regresará pronto quejándose de nuevo del mismo dolor lumbar. Por más pruebas que le pidamos o por más que tratemos de complementar los analgésicos con **cualquier otra técnica,** el éxito terapéutico será lógicamente escaso.

Al no tener una visión global del esqueleto, tendemos a simplificar los problemas y sólo somos capaces de tratarlos de manera focalizada, muchas veces sin llegar al fondo, a las verdaderas causas. **Aun consiguiendo el alivio momentáneo, la reaparición se hará evidente en poco tiempo.**

El interés por conocer nuestro propio cuerpo es que en un futuro seamos capaces de hacer un primer análisis del dolor. Algunos autores afirman que el mejor médico es uno mismo, porque somos quienes podemos conocer con mayor precisión cuándo se desencadena un dolor o qué lo empeora; **somos quienes mejor podemos percibir las sensaciones extrañas de nuestro organismo con detalle.** Muchos profesionales sanitarios olvidamos tener en cuenta estos síntomas por no estar descritos en los libros; síntomas que, como decía el Dr. Samuel Hanneman (padre de la homeopatía), son síntomas mínimos de valor máximo. Somos quienes mejor podemos empujarnos a movernos **o a realizar estiramientos, tonificación y equilibrio corporal.** Si esto es así, echemos un vistazo al esqueleto, los músculos y la estructura del sistema nervioso, para poder identificar de una manera más precisa por dónde circula el dolor e intuir dónde comienza. Naturalmente, eso no significa que vayamos a hacer un tratado completo de medicina (algo que queda fuera del alcance y la voluntad de este libro).

Tanto los huesos como los músculos tienen tres funciones muy importantes:

1. **Sostén**, función mecánica: el esqueleto nos ayuda a aguantar la presión de la gravedad, pero también nos ayuda a levantarnos y movernos.

2. **Mantenimiento de la postura**: la postura de una persona no sólo indica cómo está su sistema músculo-esquelético, sino que también es un reflejo de cómo es esa persona, cómo vive y cómo piensa. En nuestro cerebro se alberga una zona donde percibimos nuestro esquema corporal y situación espacial que interactúa con nuestras emociones y pensamientos. Las personas con pensamiento depresivo suelen tener una retracción anterior de hombros y columna dorsal; las personas agresivas mantienen una postura anteriorizada con el cuello hacia atrás, y las que están afligidas se encorvan y bajan la cabeza.

3. **Contención y protección de las vísceras** y los órganos del cuerpo (corazón, pulmones, útero), así como de la médula ósea (uno de los órganos responsables del funcionamiento de todo nuestro organismo, que se encuentra en el interior de la columna vertebral).

La columna como eje central del cuerpo

La espalda (la columna vertebral) es la parte del esqueleto que ocupa el eje central del cuerpo. Las medicinas orientales hablan de que el dolor de espalda se asocia con nuestro sostén, con el eje principal de nuestra vida, y que cuando este sostén se encuentra desequilibrado, es muy posible que **otros factores de nuestra existencia** también lo estén.

Yo la comparo con el mástil de un barco: por más velas que tenga, por más quilla que tenga y por más eslora que tenga, si el barco no dispone de un buen mástil, será imposible avanzar, encontrar el rumbo.

La columna tiene 24 **vértebras**: 7 cervicales, 12 dorsales, 5 lumbares, el hueso sacro (que corresponde a la fusión de cinco vértebras de la zona sacra) y el coxis (el último hueso, la *rabadilla*). La importancia de la columna, aparte del hecho de ser el eje de nuestro cuerpo, es que está formada por los llamados **cuerpos vertebrales**, unidos entre sí mediante los **discos**. Los discos tienen una función amortiguadora y permiten la flexibilidad, el movimiento entre las vértebras junto con ligamentos y músculos.

Todas las vértebras tienen discos que las separan y unen de las demás, excepto la primera vértebra cervical, que une el hueso occipital (la base del cráneo) con la segunda cervical, y tiene una función muy especial. Esta primera vértebra recibe el nombre de *atlas* y recordemos que, según la mitología, Atlas es quien **aguanta** el mundo, y a menudo se le representa sosteniendo un globo terráqueo sobre sus espaldas. Esta primera vértebra tiene una función vital, ya que una disfunción, un mal funcionamiento, puede afectar todo el cráneo (que, recordemos, aloja el cerebro), así como afectar al resto del esqueleto.

Algunos científicos especializados relacionan las disfunciones de atlas con la energía del organismo y el buen funcionamiento general del mismo.

Por su parte, la columna vertebral tiene otra función importante: alberga la médula espinal, que es la prolongación de nuestro sistema nervioso —del cerebro, en definitiva–. Hablaremos de ella más abajo, en el capítulo 3, por su enorme importancia.

Quizás ha llegado la hora de definir algunos conceptos. Toda vértebra está articulada con su vértebra inferior y superior mediante las llamadas *carillas articulares* vertebrales. Se trata de guías de movimiento que, cuando flexionamos, nos inclinamos hacia atrás o hacia los lados, o hacemos un movimiento de rotación, hacen que la vértebra (junto con los ligamentos que le dan la resistencia y unión, y los discos que le dan la viscoelasticidad) permita el movimiento general y los movimientos combinados de gran complejidad.

Hablamos de **bloqueo**, **luxación** o **disfunción**, cuando una vértebra ha quedado en una de estas posiciones durante un tiempo prolongado. La causa puede ser **aguda** (levantar un peso importante que supera la capacidad del organismo para reaccionar al exceso de peso); tienes la sensación de que *te has roto* y *te quedas clavado*. Pero también puede deberse a un estímulo **crónico** (por malos hábitos posturales, falta de ejercicio o problemas orgánicos). Es posible que este estímulo crónico provoque un bloqueo sostenido que desencadene una alteración nerviosa si el desplazamiento vertebral provoca un pinzamiento y compresión de alguno de los nervios que parten de la columna (como veremos más adelante en el capítulo 3); eso genera dolores irradiados.

La musculatura

Los músculos son órganos contráctiles. La palabra es la unión de los términos griegos *mus* («ratón») y *culus* («pequeño»), pues eso es lo que parece el bíceps cuando se contrae.

El cuerpo humano tiene unos 650 músculos, todos ellos por lo menos con dos extremos, uno llamado origen y otro llamado inserción, siempre unidos a algún hueso. Tenemos músculos muy grandes y potentes, como los isquiotibiales, el psoas ilíaco o los glúteos; también tenemos músculos muy pequeños, como el risorio de Santorini, los músculos que nos permiten reír. Finalmente, hay músculos como los maseteros o masticatorios que, a pesar de ser pequeños, son los más fuertes del organismo.

El bruxismo, algo más que una dolencia muscular

Los maseteros son músculos interesantes porque son la causa del bruxismo. Quien padece bruxismo realiza movimientos masticatorios incluso durmiendo, lo que, de no tratarse, aparte de dolor en la zona de la mandíbula y la articulación temporo-mandibular llamada ATM, conlleva un desgaste de los dientes, especialmente los molares. Para evitarlo, uno de los tratamientos de moda son las llamadas *férulas de descarga*, unas placas que se colocan entre las dos arcadas dentarias durante la noche para evitar el rozamiento de las piezas dentales. Sin embargo, éste es otro de esos problemas de salud que tienden a tratarse de modo parcelario.

Desde el punto de vista antropológico, el bruxismo sería una manera de vehiculizar la agresividad. Fijémonos en los niños cuando se pelean o se enfadan: una de las armas que utilizan es morder. El bruxismo se presenta sobre todo en la treintena (aunque puede haber casos en personas más jóvenes y parece que la edad está descendiendo). El bruxismo nocturno es una focalización de la agresividad contenida en nuestras mandíbulas. Esto hace que, de algún modo, los dientes se desgasten porque estamos haciendo fuerza con ellos; por este motivo, una respuesta inmediata y dirigida al «síntoma» consiste en recomendar el uso de férulas nocturnas (y, en la actualidad, incluso diurnas en algunos casos). Sin embargo, hay que reconocer que esta respuesta no es más que otro parche para el fondo causal, una solución sintomática frente a lo que realmente esconde el bruxismo: la necesidad de externalizar la agresividad, las tensiones y la rabia contenidas. Cuando preguntamos al odontólogo: «¿Cuál es la causa del bruxismo en este paciente?», la respuesta suele ser «nerviosismo, estrés»; visto desde esta perspectiva, la férula de descarga evita que se desgasten los dientes, que es importante, pero el bruxismo continúa.

A los pacientes que utilizan férula de descarga suelo preguntarles, directamente: «¿Tienes un cajón para guardarla?». Naturalmente, se sorprenden. Muchas personas se la ponen el primer día, el segundo… y la mayoría la abandona al cabo de pocas semanas. Lo importante es entender que éste es un planteamiento muy reduccionista, **aunque útil para no estropear más nuestra dentadura:** no conozco a ningún paciente con bruxismo que no tenga por detrás un trasfondo emocional ansioso o de estrés. **En nuestra clínica utilizamos la acupuntura sobre los maseteros para descargar y relajar todos los músculos de la espalda superior.**

Bueno, ¿y tenemos que trasladarlo todo a las emociones? Siempre hago un escalado en mi consulta, para saber hasta qué punto la parte emocional o de gestión del estrés o las emociones puedo trasladarla directamente a los pacientes, y a partir de qué punto puede que tenga que aconsejar una consulta a un profesional de la psicoterapia –un buen profesional, naturalmente– o quizás un buen consejo mío pueda valer en un momento dado, cuando la predominancia o gravedad de su patología tenga un fondo psicológico importante y/o primario. Pero antes, avancemos un poco más en el conocimiento de los músculos y el sistema nervioso.

Los **músculos voluntarios** de nuestro organismo (aquellos que podemos mover a voluntad) dependen del sistema nervioso motor, están unidos a los huesos por el origen y la inserción, de modo que terminan en un tendón unido al hueso.

Los músculos tienen la capacidad de contraerse y de alargarse. Existen **dos grandes grupos o tipos de músculo:** los músculos tónicos y los fásicos. Los **músculos tónicos** son los que, aunque no los trabajemos, tienen tendencia a acortarse. Por el contrario, los **músculos fásicos** son aquellos que, si no los trabajamos, tienen tendencia a distenderse, **a aflojarse.**

En todo el organismo existen músculos tónicos y fásicos, por delante y por detrás; sin embargo, es lógico pensar que la mayor parte de los músculos posteriores serán tónicos y la mayor parte de los músculos anteriores serán fásicos. El ejemplo típico es la patología de descompensación de la columna, en la que se descompensa la musculatura abdominal, que es fásica y si no la trabajamos tiene tendencia a distenderse (la llamada «**gran barriga cervecera**»), y la musculatura lumbar y pélvica, que es antagonista (tiene tendencia a contraerse, a acortarse, **gran causa del dolor lumbar**). Lo ideal sería tonificar la musculatura abdominal y el cuádriceps, y estirar los isquiotibiales de la parte posterior y los rotadores de cadera, en especial, el músculo piramidal (que están en retracción). Si no somos capaces de tocar el suelo con la punta de los dedos sin flexionar las rodillas, es señal de que tenemos los isquiotibiales y piramidales cortos. Naturalmente, hay que ver la tipología de la persona, la constitución, etc.; sin embargo, todos deberíamos ser capaces de hacerlo.

El problema que hay detrás de todo ello es que las alteraciones musculares provocan los desajustes articulares que finalmente se trasladan al sistema nervioso y el esqueleto. ¿Qué es primero? ¿La falta de ejercicio y la mala dieta, o bien el pensamiento que ha provocado esta situación? Curiosamente, somos capaces de mirarnos, pero no nos vemos. Cada año descubrimos decenas de escoliosis (cambios en la posición correcta de nuestra columna) en pacientes que llevan tiempo tratándose, en los propios profesionales de la salud que lo ignoraban de su propia espalda. En la consulta tengo un espejo y, a menudo, les pido a mis pacientes que se miren, y les pregunto: «¿Te has fijado en que tienes un hombro más bajo que el otro?», por ejemplo. (Si tenemos una dieta descuidada y no hacemos ejercicio, se producirá esta involución.) Pues en la mayoría de los casos responden: «No»; no se han fijado en el detalle que les muestro. El organismo envía información, y este mismo organismo tendría que generar una reacción frente a dicha información; a su vez, tal reacción afectaría a nuestras emociones. Es increíble, por otro lado, la capacidad que tenemos para responder a estímulos estéticos; esta obsesión por cuestiones estéticas —tener un vientre plano, tomar productos adelgazantes, etc.—, unos estereotipos de la sociedad moderna.

Para tener buena salud no es necesario ser esclavo de nada; no tenemos que convertirnos en robots que sólo hacen unas cosas y se privan de otras. Mejorar es fácil, si se hacen bien las cosas.

Una vez escuché una frase que me parece que ilustra esta medida: «**Nos pasamos la mitad de la vida desarreglando nuestro cuerpo, para pasar la otra mitad intentando arreglar lo que estropeamos anteriormente**». Y eso es importante tenerlo en cuenta, porque podemos prevenir algunas cosas, si sabemos cómo hacerlo. Ejercitar la musculatura, como veremos en la segunda parte de este libro, es una de ellas.

Pero también tenemos que empezar a pensar que cualquier alteración muscular, si no se puede resolver en tres meses o antes, significa que hay algo que no funciona y que debemos encontrar la causa **primaria**, la que está por detrás. Y en este viaje que nos mostrará la relación entre el sistema músculo-esquelético y las emociones, es importante conocer algo más.

En los músculos hay estructuras nerviosas

Sabemos ya que los músculos juegan un papel estructural, un papel de sostén, pero también que permiten el movimiento. Todo ello es posible por las características del músculo (la contracción, el tono muscular, la flexibilidad), pero también porque hasta el músculo llegan unas fibras nerviosas. Añadamos algunos conceptos fundamentales sobre los músculos y su funcionamiento:

- Músculos, tendones y articulaciones contienen los **propioceptores**: se trata de receptores propios del organismo, como su nombre indica. Se llama así a los receptores que se ocupan de la sensibilidad interna. Están situados en músculos, tendones, articulaciones y el oído interno. Informan del tono muscular y de los movimientos corporales generales del equilibrio mediante lo que denominamos *cinestesias*.

- En los músculos se llaman *huso neuromuscular*; en los tendones, se denominan *receptores tendinosos de Golgi*, y en las articulaciones, *corpúsculos de Ruffini*. Son receptores que informan al cerebro sobre nuestra posición en el espacio o la carga que podemos aguantar en un momento dado. Son informadores cerebrales y, por tanto, les llamamos *aferencias*, ya que son estímulos que van de la periferia al cerebro para ser gestionadas. Cuando pisamos al caminar, no pensamos cuánta fuerza tenemos que hacer, sino que simplemente pisamos; cuando cogemos un bolígrafo para escribir, tampoco pensamos, simplemente nos ponemos a escribir. Todo eso es posible gracias a la actividad de los propioceptores.

- El **tono muscular** es un concepto distinto a la capacidad contráctil o la fuerza muscular. El tono muscular (o neuromuscular) es la capacidad que tiene el organismo de mantener una contracción de manera continua en nuestros músculos para que el esqueleto nos aguante.

Ahora veamos de qué modo entran en juego: una disfunción de los propioceptores proporcionará información aferente errónea a nuestro cerebro, la respuesta cerebral eferente descenderá por la médula y también estará distorsionada (acorde con la información errónea que le llegó y prolongada por mucho tiempo en nuestro organismo). Esto produce contracciones musculares innecesarias y, como consecuencia de este desequilibrio neurológico, se producen los llamados **bloqueos vertebrales y articulares**. Veamos la definición de uno de los padres de la neurofisiología, el Dr. Irvin Korr:

«Las articulaciones están sujetas a desarreglos anatómicos y funcionales».

I. Estos desarreglos tienen repercusiones locales y a distancia.

II. Estos desarreglos están directa o indirectamente relacionados con otros factores patológicos.

III. Se pueden descubrir estos desarreglos e influenciar favorablemente sobre sus repercusiones locales y sistemáticas por medio de las manipulaciones.

«Una lesión vertebral corresponde a un segmento articular bloqueado, mantenido en este estado por los influjos de origen endógeno y exógeno (aferentes y eferentes) que llegan a la médula por la raíz dorsal correspondiente.

»En consecuencia, todas las estructuras que están bajo el control de las fibras eferentes (órganos en general) de este segmento están potencialmente expuestas a una excitación o inhibición excesivas, con lo que estarán potencialmente expuestas a lesionarse en el mismo grado.»

Fíjese en que el Dr. Korr dice «todas las estructuras», ¡no «algunas»…! Las manipulaciones y determinados ejercicios específicos permiten contrarrestar estos efectos.

Finalizaremos esta breve introducción al sistema muscular diciendo que los músculos producen movilidad y generan energía. Esta energía se puede disipar de mejor o peor manera con la práctica correcta y dirigida del ejercicio físico, y siempre teniendo en cuenta los estiramientos de los músculos contráctiles, la potenciación de los distendidos, por ejemplo. Actualmente hay medidores de la actividad muscular; estos medidores de la energía de un músculo miden la electricidad que pasa por él.

Algunos investigadores han estudiado los factores relacionados con la energía muscular, y han obtenido resultados curiosos. Por ejemplo, han visto que la energía acumulada está en relación con las emociones de la persona. El círculo se cierra con el sistema nervioso.

3. La participación del sistema nervioso

Comentaba en el capítulo anterior que la columna vertebral, aparte de ser el eje del cuerpo, tiene otra función importante: alojar y proteger la **médula espinal**, un cordón de tejido nervioso que es la prolongación natural del cerebro.

De la médula espinal surgen, a lado y lado, numerosas raíces nerviosas que se encargan de conectar, no sólo todos los músculos y ligamentos espinales, sino también los demás músculos y todos los órganos de nuestro cuerpo. Todas las funciones. T-O-D-A-S. Por tanto, una primera idea que conviene retener es:

«La postura y los cambios posturales pueden tener consecuencias negativas sobre algunos órganos del cuerpo humano».

Cualquier órgano, músculo o tejido –cualquier célula, en definitiva– depende de la inervación que parte del cerebro, sigue por la médula, sale por una raíz nerviosa y, finalmente, llega a través de un nervio hasta dicho órgano o grupo muscular.

Lo interesante es que conocemos perfectamente el mapa anatómico de la médula espinal, sabemos por dónde salen los distintos nervios y cuál es el territorio que cubre cada una de estas fibras nerviosas. Estos territorios tienen distintos nombres:

- **Viscerotoma** son los órganos y vísceras inervadas por cada región medular.
- **Dermatoma** es la zona de la piel que recibe inervación de una región de la médula.
- **Miotoma** es el grupo de músculos que son inervados por una misma región medular.
- **Esclerotoma** es el conjunto de huesos y tejidos conectivos inervados por una región de la médula espinal.
- **Angiotoma** es el conjunto de vasos sanguíneos y linfáticos cuya inervación depende de una misma región medular.

Dicho de otro modo, una alteración de una zona concreta de la médula espinal puede originar una disfunción de una parte muy específica del cuerpo humano que incluye, no sólo el nervio lesionado, sino también los órganos que éste inerva, sus vasos, la piel que la recubre, la movilidad de los huesos involucrados, etc. Y, todo ello, quizás a distancia de donde se encuentra la propia lesión, **tal y como enunciaba el Dr. Irvin Korr y llamaba *la cadena lesional adaptativa*.**

El sistema simpático y el sistema parasimpático

> «El simpático lo es todo.»
> DR. IRVIN KORR

En relación con el sistema nervioso hay que saber que unas fibras conducen impulsos relacionados con el movimiento voluntario (sistema nervioso motor) y otras fibras conducen impulsos que sirven para mantener las principales funciones de los distintos órganos (el sistema nervioso vegetativo).

Nos fijaremos en éste último durante un par de párrafos, porque es un sistema de gran importancia, especialmente porque es el que relaciona nuestro entorno (lo que percibimos, lo que imaginamos y las emociones) con la respuesta por parte de algunos órganos internos. Hay dos tipos de fibras que pertenecen al sistema nervioso vegetativo y que, de algún modo, se contrarrestan mutuamente: el sistema **simpático** y el **parasimpático**.

Las funciones antagónicas de ambos sistemas pueden resumirse con un ejemplo sencillo: cuando nos emocionamos, el sistema simpático hace que segreguemos adrenalina, aumenta la frecuencia cardíaca y se nos erizan los pelos de los brazos; por el contrario, el sistema parasimpático es el encargado de contrarrestar este estado y regresar al equilibrio. Una vez pasada la emoción, los efectos se revierten, cesa la producción de adrenalina, la frecuencia cardíaca regresa a la normalidad y el organismo puede reposar.

Sin embargo, a veces el sistema parasimpático no entra en acción o no tiene oportunidad de hacerlo. Esto sucede cuando hay un estado de simpaticotonía, es decir, un exceso de estimulación del sistema simpático que no puede ser contrarrestado por el parasimpático. Esto conlleva un estado de excitación o superestimulación crónico que tiene graves consecuencias para la salud.

Por el contrario, es posible que se produzca una pérdida de conciencia (un síndrome vagal, una lipotimia) a causa de un susto: hay disminución de la frecuencia cardíaca, vasodilatación e hipotensión; esto se debe a una hiperestimulación parasimpática. En definitiva, se produce un colapso entre los dos sistemas.

Me he referido a la **simpaticotonía** y quisiera describirla brevemente. El sistema nervioso simpático tiene la función de regular de manera autónoma ciertas funciones de nuestro organismo, como aumentar los latidos cardíacos, controlar los bronquios, estimular las glándulas suprarrenales o aumentar la sudoración. Tiene, por tanto, funciones estimulantes que deberían estar compensadas por las funciones inhibidoras de un sistema «paralelo», que es el sistema nervioso parasimpático.

Cuando decimos que una persona se encuentra en simpaticotonía, queremos decir que, por diversas razones, hay una hiperactividad continua del sistema nervioso simpático, lo que supone una hiperestimulación de las células del organismo en general, incluyendo médula ósea y timo (importantes en la función del sistema de defensa). Ello conlleva una disfunción. Con las manipulaciones vertebrales y la equilibración corporal, pretendemos controlar esta hiperactivación. Dicho de otro modo, los bloqueos articulares que se producen en la columna influyen desfavorablemente en la regulación adecuada del sistema simpático y parasimpático.

Pero en la voluntad de buscar explicaciones y llegar a la causa última de las cosas, hay que preguntarse cuáles son los factores determinantes de esta alteración simpática y parasimpática. Lo atribuimos a las influencias negativas de los factores internos y externos que vienen condicionados por las emociones, el estrés, la ansiedad y todo tipo de alteraciones emocionales. A ello se suman los **propioceptores**, unos receptores que informan a nuestro cerebro de la posición y la tensión que tienen músculos, tendones y articulaciones. Si esta posición es errónea (por falta de ejercicio, falta de estiramientos, por vida sedentaria u otras causas), provocan estímulos erróneos que llegan a nuestro cerebro a través de la médula y, allí, generan una respuesta cerebral (lógicamente, también errónea) que regresa hasta los mismos órganos y músculos, tendones y articulaciones. Es, en definitiva, un circuito realimentado que hace que, si no intervenimos, el error se perpetúe.

En resumen, tanto el sistema nervioso motor como el sistema nervioso autónomo van desde el cerebro hasta los órganos periféricos a través de la médula espinal, que se aloja en la columna vertebral. De cada espacio intervertebral salen raíces nerviosas que inervan un territorio concreto. La importancia de todo ello es que una alteración de la columna vertebral puede provocar varias alteraciones de las que podemos no ser muy conscientes si no disponemos de estos conocimientos anatómicos. Esto explica el llamado *dolor reflejo*, que ocurre, a veces, a distancia de la lesión aparente.

Por este motivo, una alteración de la columna vertebral puede estar provocando una disfunción digestiva, un problema en los tejidos conjuntivos y vasculares o, incluso, una alteración cutánea.

Si no somos conscientes de ello, a veces trataremos una patología digestiva o renal cuyo origen, en realidad, es una disfunción vertebral. Naturalmente, **no estamos diciendo que detrás de todas las patologías** que afectan órganos, vasos o territorios cutáneos haya una alteración vertebral que las cause, pero sí sucede en muchos casos, y hay que pensar en ello para poder diagnosticarlos y tratarlos adecuadamente. Si existe, y logramos desbloquear las vértebras implicadas, lograremos una mejoría porque estamos tratando la causa directa. **Si la causa principal es la disfunción del órgano, el desbloqueo o reajuste de las luxaciones ayudará al órgano a un mejor funcionamiento.**

También hay que destacar que la columna y sus disfunciones (y éste es el motivo del presente libro) no sólo están regidas por el propio hueso, sino que el músculo y el sistema nervioso pueden jugar un papel en la lesión. Para ello, tenemos que recordar que todos los músculos tienen un origen y una inserción, es decir, que se anclan en dos huesos o más. Por tanto, la columna vertebral no es una hilera de huesos que «trabajan» por sí solos, sino que es un conjunto de huesos y músculos que actúan de manera coordinada, conjunta. Es importante recordar este punto, que retomaremos al hablar de los beneficios de la ejercitación muscular.

Detengámonos ahora un momento en la historia de Marta.

Hace poco tiempo visité a **Marta**, una mujer joven, casada y con tres hijos que tenía un aspecto físico aparentemente saludable, aunque estaba algo delgada. El motivo de su consulta era un dolor cervical importante que padecía desde hacía algunos meses.

Cuando Marta se sentó frente a mi mesa, me llamó la atención su postura, su manera de hablar y cómo se dirigía a mí. Tuve la sensación inicial de que acarreaba un trasfondo emocional que no revelaba. Sin embargo, era sólo una sensación, de modo que escuché el motivo de la consulta y, a continuación, le hablé de lo que he denominado *triángulo de la salud*.

Intento que el paciente esté el mínimo tiempo posible y que se cure cuanto antes, de modo que acostumbro a utilizar la figura de un triángulo para mostrarle que la salud depende del equilibrio entres tres elementos: **la parte estructural** (huesos, músculos, órganos en general), **las funciones de éstos y todos los sistemas** (con la importancia del sistema nervioso y la mente). Después de interrogar a Marta sobre qué le dolía y cómo sentía su organismo, sus antecedentes clínicos, etc., empecé a preguntarle sobre la tercera esfera, la mental. Con esta pregunta trato de enfrentar al paciente con su parte emocional, su relación con el trabajo y su entorno familiar, su pareja, su realización, etc.

Bien, Marta tenía una contractura cervical constante. En la zona cervical están los trapecios, los escalenos y el esternocleidomastoideo. Junto con los maseteros, la contractura de estos músculos se relaciona mucho con un tipo de sensación como la agresividad contenida, las tensiones soportadas o el intelectualismo llevado al extremo. Sin embargo, Marta sólo me comenta que su esposo es muy autoritario, de modo que le ajusté sus cervicales y disminuimos su dolor, aunque le pedí que regresara al cabo de un par de semanas porque la mejoría de su problema estructural, al principio, sería sólo temporal.

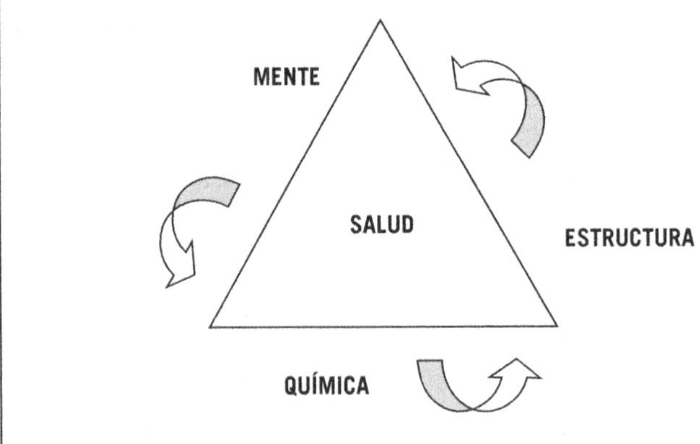

La musculatura es vital para mantener la estructura, pero mediante la inervación, también lo es para nuestros pensamientos. A base de ir visitando pacientes, te das cuenta de que determinadas alteraciones musculares se asocian a un tipo de pensamientos o emociones.

Cuando se afecta la musculatura cervical, por ejemplo, probablemente hay problemas con la esfera intelectual y temperamental; personas que pasan muchas horas leyendo o escribiendo, personas que soportan mucha tensión, exigentes y difíciles de contentar. El dolor en la zona de los hombros y la parte superior de la columna se asocia sobre todo con una sobrecarga –un exceso de responsabilidad, imposibilidad de llevar a cabo todas nuestras obligaciones–. Naturalmente, puede haber otras cosas, pero cuando lo analizamos con el paciente, muy a menudo la respuesta se relaciona con lo que estamos visualizando.

Las alteraciones en brazos y manos se relacionan con la falta de libertad y la imposibilidad de dar a los demás y compartir.

Las alteraciones de la zona dorsal a menudo se relacionan directamente con las emociones. Si nos fijamos en las personas que han recibido una noticia desagradable, la zona más afectada es la del centro frénico; falta la respiración y se ven afectados el diafragma, los pulmones y el corazón. Cuando una noticia nos *duele*, nos llevamos la mano al corazón, al pecho.

En la zona lumbar confluyen los miedos, las dificultades económicas, la imposibilidad para tirar adelante y la sexualidad. La medicina ayurvédica y la medicina china (las cuales buscan la integración del cuerpo y la mente) consideran algo parecido.

Finalmente, al hablar de las alteraciones en las extremidades inferiores, haremos referencia a personas a quienes les cuesta tirar adelante, cuyo camino se trunca, cuyas rodillas se doblan y tienen dificultades y tropiezos en la vida.

El sistema nervioso, mediante las neuronas, los neurotransmisores y los impulsos eléctricos, permite que el pensamiento llegue hasta el tejido muscular en forma de una acción y, quizás, de una contracción (voluntaria o no). Las emociones provocan igualmente respuestas que se traducen en pensamientos conscientes o inconscientes que, a través del sistema nervioso, llegan hasta los músculos, los órganos, los vasos o la piel.

Los impulsos eléctricos parten del cerebro y se desplazan por todo el árbol nervioso hasta la última célula de nuestro cuerpo. Este fenómeno es bien conocido y recibe distintos nombres. David Palmer, el padre de la quiropráctica, llamaba *inteligencia innata* a la capacidad que tiene el organismo de generar estos estímulos o impulsos eléctricos. Hipócrates la llamó *vitalismo*; la medicina ayurvédica, *prana*, y la medicina china, *chi* (o *ki*), la energía que, de algún modo, nos da o nos mantiene la vida.

Marta regresó 10 días después de la primera visita. Hacía un par de días que volvía a sentir dolor en la zona cervical. Le dije que volvería a desbloquearla y, cuando estaba tumbada sobre la camilla, me explicó algo.

A menudo, en la primera visita, es frecuente que el paciente no se abra, que no revele algunos de los problemas que realmente le afligen; sin embargo, la primera visita sí sirve para que el propio paciente llegue a darse cuenta de que, por ejemplo, tiene un problema de pareja. Darse cuenta: ser consciente de ello. Naturalmente, el paciente ya sabe cuál es su situación, porque la vive durante 24 horas al día pero, frecuentemente, es necesario que lo verbalice para llegar a ser plenamente consciente de ello. Lo sabe —recordemos que el paciente es quien mejor se conoce—, pero ignora el alcance *orgánico* de esta situación.

Bien, Marta tenía una contractura cervical constante y, como hemos comentado, en la zona cervical están los trapecios, los escalenos y el esternocleidomastoideo. Junto con los maseteros, la contractura de estos músculos se relaciona mucho con la agresividad contenida, las tensiones soportadas o el intelectualismo llevado al extremo.

¿Le sucedía algo así a Marta? Recordemos que cuando le pregunté cómo estaba desde el punto de vista emocional, me respondió que estaba felizmente casada y que tenía dos hijos lindísimos. Únicamente comentó que tenía un esposo autoritario. ¿Una pista…?

Durante la segunda visita, cuando se tumbó sobre la camilla, Marta me dijo, espontáneamente: «¿Sabes lo que me preguntaste el otro día? Pues es que estoy mal con mi pareja». En situaciones así suelo pedir a los pacientes que no me cuenten más allá de lo que realmente deseen. Lo esencial es que ellos sean conscientes de su propia situación y que el terapeuta pueda tener elementos para conocer el entorno y lo que angustia al paciente; cosas, de talles que están entre bambalinas, pero que quizás tengan un papel clave en su malestar.

Me senté junto a Marta y, finalmente, empezó a explicarme que en el pasado padeció alguna agresión, no sólo psicológica, sino también física por parte de su marido. Incluso me explicó su atracción por este tipo de hombres. Es habitual repetir los roles, modelos, y eso es algo que los psicólogos han descrito muy bien. Sucede, por ejemplo, en personas que han tenido un padre alcohólico y que sus parejas sucesivas también lo son.

Marta padeció una nueva agresión física justo cuando se estaba visitando conmigo, y en ese momento decidió separarse, aunque fue una decisión muy difícil y llena de dudas, por el típico síndrome de la mujer maltratada. Además, hay que tener en cuenta que la decisión era mucho más complicada porque es una persona con un nivel económico alto y su esposo era una persona muy influyente en su familia, con un poder importante sobre la vida de ella y su entorno.

A Marta le solucioné el dolor cervical, pero ya la avisé de que era algo temporal. Le recomendé que fuera a un buen psicólogo, para tratar de encaminar sus problemas conyugales y, después de la separación, con el tratamiento osteopático y el apoyo psicológico, actualmente es una persona mentalmente equilibrada y prácticamente sin dolor.

El entorno, las emociones y yo

Si nos preguntan sobre nuestras responsabilidades y nuestro trabajo, probablemente responderemos: «Lo normal», «Bien, voy haciendo» o alguna expresión parecida. Sin embargo, esto puede ser bastante inexacto; por este motivo acostumbro a pedir a los pacientes que anoten todas sus responsabilidades a lo largo del día, tanto en el trabajo como en casa.

Cuando analizamos la lista pormenorizada de responsabilidades (que a veces ocupa un folio entero), pregunto: «¿Crees que es posible gestionar todo eso?». De nuevo, la importancia de ser conscientes de nosotros mismos y de nuestro entorno: normalmente, cuando el paciente ve la lista que él mismo ha escrito, se sorprende. A menudo, necesitamos que alguien nos muestre las cosas; nos muestre cómo actuamos y qué hacemos. Y hay otra pregunta adicional que también debe hacer reflexionar profundamente: «Después de tener en cuenta todo esto que tienes que hacer, ¿cuánto tiempo te queda para ti? ¿Cuánto tiempo te queda para hablar con tu pareja? ¿Para tener relaciones sexuales? ¿Cuánto te queda para hacer un poco de ejercicio, para meditar?». A veces les comento a los pacientes: «Mira, a partir de hoy me gustaría que hicieras una cosa: que dedicases cinco minutos, tres veces al día, a respirar». A menudo su respuesta es: «¿Cómo quieres que dedique yo 15 minutos a respirar?». «¿Cómo quieres que dedique cinco minutos *a respirar*?». No, no es una respuesta extraña ni infrecuente. Realmente, muchas personas no pueden encontrar 15 minutos al día para ellos mismos, para ayudarse a ellos mismos con su cuerpo. Ni nos imaginemos entonces el tiempo que tendrán para poder atender a los demás de la manera más adecuada. Lógicamente, si no estamos bien con nosotros mismos, difícilmente podremos transmitir bienestar a quienes nos rodean.

Las emociones forman parte esencial de nuestra vida; sin ellas no estaríamos vivos y nada tendría sentido. Hay quien afirma que cantar y hablar a las plantas ayuda a que crezcan mejor; si es así, ¿cuánto más beneficio obtendremos de la expresión de nuestros sentimientos y de disfrutar de nuestras emociones positivas con los que nos rodean? Las emociones marcan el paso de nuestra vida por este mundo, sin darnos cuenta las buscamos en los detalles más pequeños y en las situaciones más complejas de la vida. En el fondo, las emociones son la guía de los pasos que cada uno damos por la vida. La belleza de la naturaleza nos emociona, la sonrisa de un niño nos atrapa y fascina, y el amor de nuestros seres queridos nos gratifica. En definitiva, las emociones nos marcarán el paso del tiempo en nuestra vida. Privados o contrariados con nuestras emociones, la elección de las cosas importantes nos complica el devenir de nuestras circunstancias, así como las contrariedades van mellando negativamente en nuestro ser, en nuestro cuerpo, en nuestros órganos.

Quizás ha llegado el momento de reflexionar sobre una frase de John Lennon que contiene una gran verdad: **«La vida es aquello que ocurre mientras estás haciendo otros planes»**.

4. El desajuste estructural y sus consecuencias

Quiero explicar una experiencia personal que viví con una persona muy cercana, mi padre. Mi padre era un hombre muy trabajador que tiró adelante una familia de cuatro hijos en tiempos difíciles. En un momento determinado de su vida, una úlcera de estómago perforada le llevó al quirófano de urgencias; se achacó al estrés, y más adelante sufriría de dolores de espalda, ya que en su trabajo viajaba mucho cargando grandes maletas. El dolor le avisó y sufrió una hernia discal. Esta última frase es muy importante: **el dolor nos avisa; es un amigo.**

En aquel momento, siguió trabajando hasta que, poco después de jubilarse, cuando le pareció que podría disfrutar de unos años de tranquilidad después de haber dado todo por el trabajo, por la familia, le apareció un cáncer. La suma de todo ello más muchos años de trabajo, comidas fuera de casa, gran afición a los puros y falta de ejercicio restó y no sumó en su vida. Cuando no hacemos caso de un dolor que nos avisa de que debemos pisar el freno y dejar de forzar la máquina, a menudo la propia adrenalina provocada por el día a día, la prisa y la necesidad de seguir ocultan la causa del dolor. Antes de morir, mi padre me confesó que se arrepentía de haber trabajado tanto.

Tenemos que saber escuchar, interpretar, vehiculizar y vivir con el dolor. Según el diccionario, el dolor es un sentimiento atormentador que aumenta el desánimo y el malestar, y merma el estímulo. Sin embargo, según los médicos antiguos, el dolor es un perro ladrador guardián de la salud.

Curiosamente, en la era moderna se tiende a reducir el dolor a la mínima expresión; no toleramos el más mínimo padecimiento y para eso empezamos a tomar analgésicos a cualquier hora y en cualquier momento. Tengo dolor de muelas, analgésico; tengo dolor de espalda, analgésico. La primera consecuencia es que no hacemos caso al dolor, sólo buscamos una solución inmediata y sintomática: que desaparezca el dolor, sin preocuparnos por tratar la causa.

Nadie da tranquilizantes a su perro guardián para que vigile su casa cuando no está. Es esencial conocer el dolor y también saber convivir con el dolor. De hecho, Buda dijo: «El dolor es inevitable, el sufrimiento es opcional».

La mayoría de pacientes que acuden a mi consulta lo hacen por dolor; dolor en alguna zona de la espalda, en algún punto de la columna vertebral o en zonas próximas. Al explorarlos sobre la camilla, sólo colocando las manos sobre la zona dolorida, se puede percibir una contractura, un bloqueo, una restricción de movimiento. En definitiva, un desajuste estructural.

Es necesario saber que hay desajustes estructurales y que tienen consecuencias como los bloqueos. Sin embargo, y éste es uno de los mensajes que intentamos transmitir claramente en este libro, pensar sólo en la cuestión articular y muscular, la cuestión mecánica, es demasiado reduccionista.

El paciente viene a la consulta y dice: «Me he roto», «Me he quedado clavado», especialmente cuando la alteración se encuentra en la zona lumbar. Aunque cuando empecé mi práctica clínica no era tan directo, en la actualidad, una vez que el paciente me ha explicado por qué viene, ante este tipo de problemas y en algunas ocasiones no es raro que vaya directo al grano y les pregunto directamente: «¿De qué tienes miedo? ¿Qué te atemoriza?». No hace falta que sea un miedo concreto, un miedo físico, sino a veces, miedo a algo que viene (o que puede venir) o miedo a un desenlace importante. De nuevo, ayudar a reflexionar sobre el entorno y sobre uno mismo puede contribuir a identificar las causas de un dolor de espalda.

Javier está casado, tiene un hijo y ha vivido una situación un poco complicada. Había sido drogodependiente, pero hace 15 años que no prueba la droga y ayuda a otros a dejarla, de lo cual están orgullosos él y su familia, a la que adora. Es un paciente, pero también es un buen amigo, y conozco bien los detalles sobre este aspecto. Javier vino a mi consulta por un problema lumbar hace 14 o 15 años, del que mejoró mucho, aunque sigue viniendo para hacerse controles.

Desde el primer momento le identifiqué un área muy rígida en la zona lumbar y una rectificación de las vértebras (han quedado demasiado rectas; carecen de la curvatura natural –la lordosis–). Esto se explica por una tríada muy característica: la retracción de los músculos isquiotibiales, la relajación de la musculatura abdominal y el bloqueo de los músculos pélvicos. Con el tiempo, esto produce hernias o problemas discales importantes.

Javier es una persona afable, tranquila y amigo de sus amigos, al que le gusta estar en contacto con la naturaleza, pero sobre todo navegar. Sin embargo, en los últimos tiempos ha padecido un problema empresarial importante que ha provocado una rotura familiar devastadora. Después de soportarlo un tiempo, hace unos meses me pidió ayuda urgente porque «se rompió».

Normalmente intento esperar dos o tres semanas para dar tiempo a una posible involución; sin embargo, Javier tenía una imagen radiológica y una resonancia magnética de hernia tan brutales que, en este caso, excepcionalmente, le recomendé una intervención de urgencia, puesto que tenía posibilidades de que su nervio quedara afectado.

Es un ejemplo de sobrecarga, de llevar las cosas al extremo, de aguantar y, sobre todo, en su caso, de verse privado de lo que más le gustaba: navegar. Entonces su cuerpo cedió.

Hay que tener en cuenta que el sistema nervioso se encuentra en actividad constante. Pensemos únicamente en el número de pensamientos diarios: algunos autores lo cifran en más de 100.000, **entre 3.000 y 5.000** *inputs* **publicitarios**, y esto sin tener en cuenta la actividad «de base» necesaria para mantener el funcionamiento de los órganos y el equilibrio interno.

Aunque todos sabemos que tenemos cinco sentidos (vista, oído, olfato, tacto y gusto), en realidad hay quien afirma que existen cinco sentidos más: el saber (darnos cuenta de las cosas), el tiempo (esta variable de la que tenemos una percepción subjetiva), la identidad verdadera (lo que me identifica, lo que creo que soy y que me conecta con mi saber), la conciencia multidimensional (toda la dimensión de mi cuerpo, material –o física–, sensitiva o espiritual) y el sentimiento del amor (y del humor, ambos procedentes del corazón, un músculo con características especiales, donde coinciden muchas cosas).

En definitiva, detrás de un desajuste estructural puede haber múltiples causas, a veces poco relacionadas con la mecánica articular. En los casos que hemos ido conociendo hasta ahora, hemos visto ejemplos de problemas cervicales o problemas lumbares cuya causa última era un malestar emocional. La zona dorsal alta y la primera costilla están relacionadas con nuestro pericardio y esto es motivo de estudio de muchos autores. El pericardio es una membrana que envuelve el corazón y sus alteraciones se relacionan con bloqueos en esta área, algo que es bastante frecuente. En este sentido queremos destacar que las alteraciones de esa importantísima membrana acarrean consecuencias importantes.

¿De qué se quejan normalmente las personas que padecen angustia? Efectivamente, de dolor en el pecho, de tensión constante en la zona del trapecio donde debajo se encuentra la primera costilla, de molestias en la zona del esternón y de dolor en la zona del pericardio. El pericardio tiene relación con las vértebras dorsales, con la primera costilla y también con dos órganos importantes aparte del corazón: el ganglio estrellado y el tálamo. De algún modo, el tálamo sería el gran filtro de la comunicación dentro del cerebro; incluso funciones auditivas y visuales tienen que pasar por el tálamo antes que por la mente.

Asimismo, el efecto dañino del estrés en el sistema circulatorio está documentado ampliamente por los expertos en cardiología, que argumentan que la liberación de catecolaminas como la adrenalina afecta a la frecuencia cardíaca, la hipertensión y la formación de placas de arterosclerosis.

He visto en mi consulta a gente joven, con una vida aparentemente saludable, padecer infartos e ictus cerebrales, y recientemente me visitó una joven empresaria y deportista con un infarto cerebral que padeció una rotura de la carótida. Ella misma reconoció que todo ello se debió al estrés.

Tenemos que recordar que, a lo largo del día, nos llegan unos 10.000 estímulos visuales y auditivos que tenemos que procesar. El cerebro se encarga de ello, además de procesar los pensamientos que, como hemos mencionado anteriormente, se producen en gran cantidad: hablamos muchísimo con nosotros mismos. En realidad, la persona con la que más hablamos es con nosotros y, muchas veces, el problema es que, al no descansar, seguimos haciéndolo. Todos estos *inputs* pasan por el tálamo, que hace las veces de «filtro» y se relaciona con el ganglio estrellado.

Quizás si alguien abre el libro en esta página por azar, se pregunte qué sentido tiene que un libro sobre el dolor de espalda esté haciendo referencia a los pensamientos, al pericardio o a la angustia. Pero ya he tratado de aclarar desde el comienzo que, más que un libro de osteopatía y del tratamiento osteopático, estas páginas pretenden ser una introducción a una manera más amplia de tratar el dolor de espalda. Y no se trata de ningún capricho ni de la voluntad de inventar ninguna teoría nueva; simplemente es fruto de la observación repetida de que, a veces, por mucho que desbloquees a una persona, hasta que ésta no cambie o alguien no le proporcione las herramientas para que lo haga, seguirá viniendo a la consulta una y otra vez, siempre quejándose de un dolor parecido. Y quizás antes de llegar a la consulta ya haya recorrido las consultas de unos cuantos especialistas. Veamos un caso ilustrativo, el de Felipe.

Felipe es un ingeniero que venía a mi consulta una vez al mes porque, en caso contrario, padecía intensos dolores de cabeza.

Una característica de Felipe que llama la atención es su mentalidad, muy mecanicista; me imagino que el hecho de ser ingeniero contribuye a ello. Es un alto directivo de empresa que tiene lo que podríamos definir como un *nivel de estrés* alto.

Cuando Felipe acudió a la consulta me habló bastante sobre el hecho de que recientemente acababan de tener un hijo y su esposa no comprendía demasiado bien por qué él no tenía tiempo suficiente para estar con ellos. Se trata de un asunto recurrente, que todos conocemos y que en la consulta se repite con frecuencia.

Yo siempre le decía que estaba muy bien que viniera a desbloquearse, pero que el efecto no duraría demasiado; además, insistía en que no es normal que una persona padezca dolor de cabeza intenso cada mes.

Entre la información que Felipe me dio sobre sus hábitos, llamaba poderosamente la atención el hecho de que no hacía ningún tipo de ejercicio físico, no seguía una dieta equilibrada porque siempre comía fuera de casa y tenía una costumbre muy extendida pero nada recomendable: sus reuniones de trabajo se hacían en el restaurante, por lo que padecía sobrepeso.

La única solución al caso de Felipe pasaba por entender la necesidad de cambiar algunas cosas en su vida. Y así lo hizo. Empecé por explicarle el funcionamiento del organismo utilizando ejemplos mecanicistas, como a él le gustan, y pronto adquirió hábitos nuevos y más saludables que, además, le permitieron manejar mejor su tiempo.

El dolor de cabeza y sus soluciones será uno de mis próximos libros, donde el tratamiento holístico será fundamental para la mejoría de las cinco causas principales que lo provocan: vasculares, mecánicas, hepato-digestivas, hormonales y, sobre todo, cómo no, emocionales. *La coherencia y el equilibrio emocional son las bases de la calma corporal.*

5. Las fascias

Al hablar de los músculos hay que tener en cuenta que se encuentran rodeados por una capa delgada y semitransparente llamada *fascia* o *aponeurosis*. Sin embargo, esta fascia no es independiente para cada músculo, sino que una misma fascia relaciona varios músculos y órganos entre sí.

Las fascias mayores son las meninges (duramadre, piamadre y aracnoides). La duramadre es la más importante: une el occipital y el sacro. Esta «funda» meníngea relaciona directamente nuestro sacro con el cerebro. A través de ella –y de la médula–, circula el líquido cefalorraquídeo. Cualquier alteración debida a un bloqueo (por la vértebra o por un órgano en disfunción) puede originar una alteración en la nutrición de este líquido, lo que puede acabar provocando alteraciones funcionales, circulatorias e incluso psicológicas.

Un hecho de gran interés para la cuestión que nos ocupa es que las fascias no sólo envuelven los músculos, sino que también envuelven los órganos que están junto a ellos. En los últimos años estamos comprendiendo la importancia de este concepto, de estas unidades anatómicas, y ya estamos utilizándolo para tratar mejor algunos problemas. Se ha abierto un campo fértil e interesante con los tratamientos miofasciales.

Para entenderlo de una manera gráfica, un tratamiento miofascial viene a ser lo que hacíamos con los teléfonos antiguos, cuando el hilo que unía el auricular con el aparato estaba excesivamente liado: se dejaba el auricular colgando en el aire, de modo que se iba desenroscando. Otro ejemplo: si transportamos papeles dentro de un tubo, cuando los sacamos tenemos que desenroscarlos o enroscarlos ligeramente en el sentido contrario, para que vuelvan a adquirir la forma habitual, plana.

A menudo vienen personas a la consulta a quienes no podemos hacerles un desbloqueo o, simplemente, la descontracturación lograda es temporal. En estos casos se requiere un tratamiento miofascial que consiste en «desenroscar» los tejidos.

En el sistema miofascial pueden quedar *traumas* de mucho tiempo atrás. Éste es el motivo por el que muchas medicinas llamadas *alternativas* –como el *reiki*– utilizan la imposición de manos, ya que esta simple maniobra permite escuchar cómo se mueve el organismo. Curiosamente, tras un tratamiento miofascial, es espectacular ver cómo la liberación provoca movimientos incontrolables en la persona, movimientos de alivio en busca de la liberación de las fascias.

Por otro lado, en las primeras páginas de este libro comentaba que sólo observando cómo el paciente espera en la sala o bien cómo se sienta en la silla, es posible conocer algo sobre su estado y también sobre dónde le duele. La postura habitual de las personas es una manera de buscar puntos de apoyo que reflejan lugares en los que nuestro organismo tendría que desenroscarse.

Muchas disfunciones que he visto (con alta predominancia en la zona lumbar) se inician por un bloqueo sacro que altera la musculatura pélvica y distorsiona la musculatura pélvica, de las piernas y también de la zona lumbar (los isquiotibiales, el psoas ilíaco –anterior–, los piramidales –rotadores–, el cuadrado lumbar y los glúteos). Esta disfunción del sacro genera una alteración occipital mediante desequilibrios que no tienen por qué producir dolor. Por ello, en medicina osteopática se hace mucho énfasis en la buena relación, la buena comunicación entre el occipital y el sacro. La fluidez de la energía entre occipital y sacro es básica.

Curiosamente, este movimiento armónico entre el occipital y el sacro, que debería ser esencial, es llamado *movimiento respiratorio primario* (MRP). Para que éste funcione requiere movimiento rítmico. Este MRP es el primero que se produce en el feto, en el seno de la madre; un movimiento rítmico que se inicia a los pocos meses de gestación (de ahí le viene el adjetivo «primario»). Es un movimiento rítmico con una frecuencia determinada. Los neurocirujanos describieron que, en las intervenciones en las que se llega a los tejidos nerviosos, hay un movimiento rítmico que no se corresponde con los latidos cardíacos ni de la respiración pulmonar, y que sí es este movimiento intrínseco del sistema medular y la duramadre.

En relación con las fascias, es importante recordar que éstas también tienen una función de sostén de las vísceras. Estamos muy acostumbrados a ver –y es uno de los errores de la medicina tradicional– que una distensión abdominal debida al sobrepeso puede producir una alteración en la presión que generan los intestinos sobre la vejiga. A los pacientes con un PSA alto les recomiendo que se hagan una hidroterapia de colon. ¿Tiene que ver una cosa con la otra? La respuesta es «sí», porque si reducimos la presión que el intestino produce sobre la vejiga (lo que crea una disfunción prostática), entonces el funcionamiento de la próstata mejorará.

De la hidroterapia de colon hablaremos más adelante; sin embargo, no es raro ver a pacientes que presentan dolor de espalda desde hace tiempo y en quienes las manipulaciones no logran ninguna mejoría. Con todo, en algunos casos la hidroterapia de colon reduce la presión abdominal y la que ejercen las vísceras; la inervación del intestino (que sale de las lumbares) genera disfunciones neurales por la disfunción de la musculatura, la falta de buena circulación y el sobreestiramiento.

6. Los tres diafragmas

Hasta el momento hemos analizado el esqueleto (huesos y músculos) y hemos comentado que el sistema nervioso motor se encarga esencialmente del movimiento muscular y que el sistema nervioso vegetativo inerva los órganos y la piel. Además, acabamos de comentar que existen las fascias, unas estructuras que agrupan varios músculos, algún órgano y los vasos sanguíneos y nervios de la zona. Avancemos un nuevo concepto: los diafragmas.

Al hablar de diafragma, probablemente le ha venido a la cabeza el músculo llamado con este nombre que separa el tórax del abdomen y que tiene un papel fundamental en la respiración. De acuerdo, éste es el diafragma abdominal, pero resulta que tenemos dos diafragmas más.

La teoría de los tres diafragmas se basa en la constatación de que nuestro organismo tiene tres estructuras claramente diferenciadas: el diafragma pélvico, el diafragma abdominal y el diafragma craneal o escapular.

Los tres diafragmas son los «pistones» que tienen que estar en movimiento fluídico, el cual tiene la forma del símbolo «infinito». Es un movimiento en espiral, que va del centro a la periferia en forma de lemniscat. Según la teoría de los tres diafragmas, tenemos unos grupos musculares bien definidos que, a la vez, forman una barrera, pero que también son un *pistón* de la transmisión de nuestra energía.

Hemos comentado en varias oportunidades que sólo viendo la postura del paciente y su forma de sentarse, ya es posible sospechar qué patología puede tener éste. Si, además, introducimos el movimiento y constatamos una restricción en alguno de los diafragmas, nos acercamos a la terapéutica, en el sentido de que nos orienta sobre qué maniobras y recomendaciones pueden ser mejores para el paciente. Así pues, encontramos personas con alteraciones del **diafragma superior**; una restricción del movimiento en esta zona que se traduce en problemas de ansiedad, estrés intelectual, madres estresadas, mal humor, autoexigencia excesiva, mentes recurrentes y repetitivas o el síndrome de la cuidadora…

¿Recuerdan el caso de Rosa (pág. 27)? El síndrome de la cuidadora lo padece aquella mujer que, durante muchos años, ha estado cuidando de sus hijos y esposo, y que en la actualidad tiene que hacerlo de sus nietos y padres. No sabe qué le sucede y suele ser una persona con la llamada *giba de bisonte*, un bloqueo en la primera vértebra dorsal (D1), relacionada con el ganglio estrellado, el pericardio y la primera costilla. Esta relación anatómica es muy fácil de ver en personas que padecen hipertensión, angustia, sobrecarga de responsabilidades, etc. Desbloquear la primera costilla supone una liberación impresionante que, en muchos casos,

desencadena el llanto del paciente de manera inmediata y sorprendente, incluso para él mismo. Numerosos estudios han demostrado que la cólera, la ansiedad, la tristeza y la angustia provocan alteraciones en la frecuencia cardíaca, mientras que la gratitud, la risa y el amor hacia los demás favorecen el equilibrio de la misma.

Me sorprendió leer un estudio de una universidad americana en el que se afirmaba que el riesgo de padecer alteraciones de la frecuencia cardíaca e infarto en pacientes que se consideraban no queridos por su pareja era más alto que en los fumadores.

Muchas de estas personas son el típico paciente que presenta un exceso de tensión, que vive apasionadamente lo que hace, que experimenta y que suele tener una relación de pareja complicada; alguien que es un gran comedor y bebedor, con un carácter expansivo y extrovertido… Es lo que, desde el punto de vista de la medicina homeopática, se conoce como «personalidad de tipo sulfúrico». A estos pacientes el desbloqueo de la primera costilla les supone un gran alivio.

El problema del diafragma superior bloqueado es que, a la larga, si no se desbloquea puede influir negativamente sobre los otros dos.

El **diafragma abdominal** es el que recibe el impacto de las emociones. Muchas veces hemos escuchado la expresión: «Esta persona es muy visceral» o «Todos mis nervios van al estómago». Y, si la conocemos un poco, veremos que es la típica persona que proyecta todas sus emociones; le cuesta respirar; tiene y padece disfunciones digestivas…

El diafragma abdominal incluye las vísceras que se alojan en la cavidad abdominal: el hígado y la vesícula biliar (asociados a la ira), el páncreas (absorbe los «¿por qué?»), el estómago (la digestión de nuestras experiencias) y los intestinos delgado y grueso (asociados a los desafíos en la vida).

A pesar de sus distintos orígenes, la medicina ayurvédica y la medicina china coinciden en parte en la interpretación de este diafragma: hablan de la unión entre el intestino y los pulmones mediante un meridiano. Desde su punto de vista, existe lo que llaman *meridiano*, la relación energética entre distintos puntos del cuerpo que todavía no se ha podido demostrar científicamente de acuerdo con los patrones de la medicina occidental, pero cuyos efectos al realizar una punción mediante acupuntura sí son perceptibles.

El diafragma abdominal tiene que ver con la ira, con no *digerir* bien las cosas porque la persona es tímida, callada o introvertida, lo cual la lleva a interiorizar sus emociones.

Pedro es un abogado que trabaja como autónomo. Vino a visitarse hace unos meses porque tenía lo que él definió como *un dolorcillo* en la zona del hueso sacro, al final de la columna. Su hermano le recomendó que consultara conmigo, a pesar de que el dolor no fuera demasiado intenso.

Después de observarlo y conversar con él, le dije enseguida que su problema no estaba en el sacro, sino que era un problema digestivo. Pude diagnosticarlo por su aspecto, ya que tenía la tez pálida y una visión del iris muy concreta con manchas amarillentas alrededor de la pupila (que es signo de congestión hepato-digestiva).

Pedro vino porque sentía dolor en la zona sacra, no por un dolor originado en el aparato digestivo; sin embargo, cuando uno hace una aproximación global del paciente, tratando de identificar las causas en lugar de potenciar el aspecto mecanicista (te hago un ajuste aquí, te descontracturo allá), esto permite llegar a diagnosticar la causa que hay detrás. En caso contrario, si no llegamos hasta la causa última y sólo realizamos una aproximación al síntoma (el dolor), al cabo de una semana el paciente tiene que regresar a la consulta.

Una vez establecida esta sospecha, empecé a preguntarle a Pedro si tenía problemas relacionados con el estómago o los intestinos. Me confirmó que, efectivamente, tenía mucha acidez gástrica y, por este motivo, cada vez que comía se tomaba un antiácido. A continuación, añadió: «Bueno, y hay una cosa que no me atrevo a explicarle a mi médico, y es que llega una hora del día en la que siento un vacío». Sentía que su energía quedaba agotada como la de una pila.

Pedro es abogado, una persona intelectual, pragmática. Por este motivo se sorprendió mucho cuando le comenté: «Mira, el problema de tu espalda es efímero, secundario; tu problema de fondo es digestivo, y eso puede mejorar de manera espectacular con la dieta».

Puesto que Pedro es una persona disciplinada, siguió la dieta y en la segunda visita, al cabo de 20 días, llegó a la consulta totalmente alucinado de su mejoría. Sin dolor y, sobre todo, encontrándose mucho mejor.

Cambiar pequeñas cosas, a veces, es más sencillo de lo que parece, y el resultado sobre el bienestar es sorprendente.

Desde la perspectiva de la medicina oriental, el **diafragma pélvico** suele asociarse al hecho de tener miedo a afrontar situaciones difíciles de cambio en nuestra vida o nuestro trabajo, miedo a situaciones económicas complicadas y disfunciones de la sexualidad. Una disfunción sexual, una sexualidad reprimida o no placentera, y falta o exceso de relaciones sexuales se relacionan con problemas en el diafragma pélvico.

En el diafragma pélvico se produce una confluencia de las fuerzas que se originan desde el suelo y las que vienen del organismo, no ya desde el punto de vista de las emociones y la sexualidad, sino también de las fuerzas desde el punto de vista biomecánico, puesto que en la zona inferior del cuerpo humano es donde se concentra el peso que debe repartirse sobre las dos piernas, al tiempo que el impacto de ese peso al caminar, al correr y al saltar repercute sobre la pelvis.

Hacia el equilibrio entre los diafragmas

Decimos que tiene que haber un buen equilibrio entre los tres diafragmas porque, muchas veces, se identifican restricciones de movilidad en estos ejes claramente definidos.

Por tanto, cuando hay restricciones, tenemos que tratar de desinhibir la zona, aunque a veces resulte difícil y, sobre todo, puede resultar inicialmente doloroso (por ejemplo, porque en el caso del diafragma pélvico, a veces es necesario penetrar entre los isquiones y profundizar). Ahora bien, luego el paciente lo agradece porque nota una gran mejoría física.

En cuanto a la mejoría mental, normalmente hay que hacerla salir, verbalizarla, hacerla consciente, porque el paciente no siempre la identifica. A veces, en la visita siguiente preguntas, por ejemplo: «Por cierto, ¿no has tenido mejores relaciones sexuales?», «¿Has podido dormir mejor?», «¿Son mejores tus digestiones?», «¿Padeces menos dolores de cabeza?». Entonces el paciente se da cuenta y suele responder: «Pues sí, ahora que lo dices…».

Es fácil olvidar aquello que no nos molesta, sin embargo, en ocasiones puede ser de utilidad para disfrutar cuando no lo hace…

Éste es un aspecto que un terapeuta no debe olvidar. Acostumbro a comentar con los alumnos que acuden a mis cursos que tengo dos hijas con mi esposa y muchos otros hijos con algunas de mis pacientes. Esto que provoca la risa a mis alumnos me sirve para explicarles, de forma gráfica, que uno de los problemas relacionados con la disfunción del diafragma pélvico y los músculos del periné puede ser, claramente, la dificultad mecánica que impide a la mujer quedarse embarazada.

Mujeres con alteraciones estructurales, mecánicas, no podían quedarse embarazadas; sin embargo, al desbloquearlas, rectificamos la posición de articulaciones, huesos, músculos pélvicos y órganos, incluido el útero. El útero está colocado en el centro de la pelvis, donde se encuentra fijado por ligamentos y fascias. Si somos capaces de lograr una recolocación mecánica y miofascial del útero, mejoramos su función fisiológica. Por otro lado, al desbloquear las tensiones, es posible ir más allá y llegar al estado emocional: muchas veces, la angustia o el miedo a no quedarse embarazada genera todavía más bloqueo. En definitiva, como sucede con otras disfunciones, se trata de un circuito retroalimentado: el dolor genera miedo y el miedo genera más dolor, más espasmo y contractura.

Naturalmente, no todos los casos de mujeres que no logran quedarse embarazadas tienen las mismas causas ni el bloqueo es la solución universal. Ahora bien, algunas mujeres en las que no se encuentra una causa orgánica directa, pueden ver solucionado su problema con este tipo de aproximación más holística.

Como conclusión, desde el punto de vista terapéutico, la reequilibración de los tres diafragmas nos allana el camino de la curación y nos ayuda a mejorar la circulación energética del organismo. Del mismo modo, me gustaría expresar el hecho de que el mejor médico o el mejor fármaco debería ser uno mismo, y que es importante que no dependamos siempre de nuestras circunstancias externas para poder mejorar nuestro estado emocional y de salud. Es decir, podemos mejorar nuestra fisiología controlándola desde el interior.

7. Mente e inmunidad: la psiconeuroinmunología

Hasta ahora hemos hablado del esqueleto y de su relación con el sistema nervioso, con la mente y las emociones. Todo ello está íntimamente relacionado, hasta el punto de que el dolor, a menudo, se vincula con la disfunción de algunos órganos o con la manera como respondemos a determinadas emociones, miedos o angustias. En este capítulo avanzaremos un poco más en esta visión holística, general, del cuerpo humano como un todo. Hablaremos de la relación que se ha demostrado entre los estados mentales y el funcionamiento del sistema inmunitario.

El esqueleto también tiene una función metabólica e inmunológica. No hay que olvidar que en el interior de los huesos se encuentra la médula ósea, que tiene relación con la producción de células sanguíneas, que se encargan de mantener la inmunidad frente a agresiones externas.

La psiconeuroinmunología es un nuevo concepto fruto de la comprobación científica de las relaciones que existen entre algunos aspectos médicos de base inmunológica y el cerebro, la relación directa entre la inmunidad y el sistema nervioso ligado a las emociones. Esta relación ya la habían intuido los grandes médicos clásicos como Hipócrates, Galeno y, más tarde, Paracelso. Ellos intuyeron que los pensamientos y las emociones influían de algún modo sobre el funcionamiento del organismo. En los últimos años se han publicado estudios científicos que avalan la existencia de una relación entre las emociones y el funcionamiento del sistema inmunológico e, incluso, del sistema endocrino, el cual regula el equilibrio hormonal.

Introducir estos conceptos complejos no es algo banal, ya que es importante que tome conciencia de la relación directa entre sus pensamientos y su organismo.

El sistema inmunológico

Los linfocitos forman parte de las llamadas *células blancas*, las encargadas de defender nuestro organismo frente a gérmenes y cuerpos extraños; se forman en la médula ósea. Además, el sistema inmunológico opera a través de un sistema de vasos y ganglios linfáticos y del timo, encargados de eliminar toxinas a través del sudor, de la orina, etc.

Lo que han podido constatar estos estudios es que existe una estrecha relación entre el sistema linfático y nuestros pensamientos, ya que todos ellos están inervados desde el sistema nervioso, de modo que determinadas emociones (como el miedo, la ansiedad, la pena o la rabia, por nombrar algunas) acabarían incidiendo de una forma u otra con la inmunidad de la persona, al provocar desajustes en su funcionamiento que conllevarían una reducción de los linfocitos o de su capacidad de respuesta. Este hallazgo es importantísimo y empieza a explicarnos mejor las causas de algunas dolencias.

No es raro observar que después de que una persona sufra algún trauma emocional importante «sus defensas bajen», en el sentido de que parece más susceptible a padecer, por ejemplo, resfriados, alteraciones digestivas o dolor lumbar. Durante mucho tiempo nos hemos preguntado por qué sucedía esto y parece que hoy podemos empezar a dar respuestas concretas. Los tres ejemplos (el aparato respiratorio, el digestivo y el músculo-esquelético) no los he puesto al azar: son las alteraciones que se ven más a menudo en las consultas de atención primaria; también son las molestias que directa o indirectamente llevan a los pacientes a mi consulta.

Independientemente de que los pacientes acudan por un problema de tipo articular o lumbar, a menudo al interrogarles detenidamente, llegamos a la conclusión de que hay problemas de faringitis, sinusitis crónica, resfriados de repetición o incluso estreñimiento.

¿Se ha dado cuenta de que, cuando hay abundancia de resfriados, algunas personas enferman y otras, que han estado igualmente en contacto con los virus, no se resfrían? Una posible explicación es el estado del sistema inmunológico. Las relaciones entre la mente y las emociones, la competencia del sistema inmunitario de la persona y la aparición de enfermedades debidas a una respuesta inapropiada de este sistema de defensas natural del organismo es un área de investigación muy amplia y en la que quedan muchos aspectos por estudiar. **Muchos científicos ya han comprobado que los glucocorticoides inciden directamente en la supresión del sistema inmunitario, por lo que aumenta la vulnerabilidad de nuestras defensas.** Sin embargo, ya se conocen los fundamentos y, por tanto, se abren vías para la terapéutica que en el futuro tendrá, sin duda, mucha más importancia.

La respuesta a los estresores (los agentes causantes del estrés) es una función del sistema autónomo simpático y parasimpático. La irritabilidad crónica, la competitividad y las hostilidades diarias acaban manifestándose en los órganos (en muchos casos, en un órgano o sistema único); donde su cuerpo esté más débil, allí se *depositará* su estrés.

Carmen, una paciente, nos comentaba: «Mi abuela murió de una afección pulmonar sin haber padecido ninguna enfermedad importante en toda su vida, sin haber tomado medicamentos y con una analítica mejor que la mía, a los pocos meses de fallecer su amado esposo. Estuvo felizmente casada 55 años, con mi querido abuelo Marcos. ¿Es posible haber muerto de tristeza?». ¿Le suena de algo esta historia?

Los tres grandes pensadores

No estamos hablando ni de Kant, ni de Aristóteles, ni de Platón; simplemente estamos hablando de nuestros pensadores internos: Corazón, Cerebro e Intestino. Me referiré a ellos en diferentes partes de este libro, ya que son los que albergan nuestras emociones. Los he denominado *los tres grandes pensadores* por ese mismo motivo, y para cada uno de ellos podemos explicar su relación con las emociones; además, su interconexión pone de manifiesto el flujo de nuestra energía nerviosa y la relación neuroemocional.

Hoy en día sabemos diferenciar y entender que el racionamiento consciente y el pensamiento cognitivo nos acercan al mundo real, es decir, la unión de éstos nos hace tomar conciencia de la realidad en su globalidad. Nos permiten racionalizar el mundo exterior. Por otro lado, nuestras emociones o pensamiento emocional es el que, de manera inconsciente y casi independiente, nos comunica con el entorno y se une al cuerpo para hacernos experimentar de una manera muy distinta la vida y nuestro paso por ella. La competición entre ambas formas de interpretación que hace nuestro cerebro (la parte más emocional con la más racional o cognitiva) nos lleva al sufrimiento corporal o al sufrimiento intelectual que tantas veces nos tortura. El funcionamiento eficaz y en armonía de nuestro cerebro pasa por la articulación eficaz de las emociones con el racionamiento cognitivo. La fluidez y la mezcla eficiente de los sentimientos con los pensamientos nos ayudarán a encontrar ese deseado equilibrio.

Si aprendemos a gestionar este cerebro emocional con el intelectual, nuestro corazón encontrará la felicidad.

Hasta hace muy poco tiempo no se ha tenido en cuenta la importancia del corazón como órgano que puede verse afectado por las emociones y los pensamientos, aunque nos hemos hartado de referirnos a él en canciones, poemas y relatos como el receptor emocional por excelencia de los desajustes de la vida, pero siempre desde otra percepción. Estudios científicos recientes han constatado la prueba de que el corazón se relaciona con neuronas y hormonas para satisfacer las demandas de nuestro cerebro e intestino, así como las del resto del organismo.

Oxitocina y adrenalina son hormonas que intervienen de manera directa en el cerebro y la fisiología del organismo; esto, que no sonará a nada nuevo, toma una dimensión diferente y un nuevo enfoque especial cuando entendemos que es el corazón el que directamente puede cambiar y modificar parte del comportamiento de nuestro cerebro. Más allá de la imagen poética del «dolor de corazón», del «corazón encogido» o del «sufrimiento amoroso del corazón», ¡hay una certeza! Tiene *vida propia* para influir sobre el pensamiento, las emociones y la conducta.

En estudios recientes, la neurología y la cardiología han constatado este indisociable y, a la vez, individual comportamiento entre el corazón y el cerebro. Las situaciones estresantes prolongadas pueden ser factores de riesgo cardiovascular superiores al tabaquismo. En muchas ocasiones, depresión e infarto van de la mano y, a veces, son inevitables y causantes de la muerte cuando una precede a la otra. Esta afirmación cobra importancia en el análisis de los infartos y las depresiones como causas principales de muerte en el mundo.

El mejor remedio para nuestra vida es aquel que nos ayuda a controlar la ansiedad y corregir sus efectos nocivos sobre el corazón, a prevenir la hipertensión y proteger el pensamiento de la depresión y la angustia; este *medicamento* es gratuito y tiene nombre propio: YO MISMO.

8. Cuerpo, emoción y respuesta

> «Sólo la alegría es garantía de salud y longevidad.»
>
> SANTIAGO RAMÓN Y CAJAL

> «Parte de la curación está en la voluntad de sanar.»
>
> SÉNECA

Intuitivamente todos tenemos la idea de que nuestras emociones influyen en la manera en que tomamos nuestras decisiones, en cómo reaccionamos y, probablemente, en cómo nos encontramos. Hace más de 10 años, Daniel Goleman publicó un libro que marcó un hito en la manera de comprender el funcionamiento de la mente y las relaciones interpersonales; su título, un clásico: *La inteligencia emocional*. Sus páginas nos conducen hasta las profundidades neurofisiológicas de las emociones y en ellas se describe la importancia de saber canalizar tanto las emociones propias como las de nuestros congéneres para llegar a comprenderlas y poder racionalizarlas, con el fin de tomar decisiones más apropiadas.

A lo largo del día, debemos tomar tantas decisiones (y algunas tan trascendentes o que al menos percibimos como tales), que nos generan gran fatiga mental y despiertan respuestas de estrés, a menudo continuado. Una aproximación como la sugerida en los principios de la inteligencia emocional debería ayudarnos; sin embargo, más de una década después, parece que a la sociedad actual todavía le queda bastante por aprender e interiorizar.

Hemos intentado tener tanto que nos hemos olvidado de quiénes somos. Otras sociedades, como algunas comunidades de la India, tratan de indagar y saborear qué son hasta el punto de que se olvidan de tener…

Cuando hablo con mis pacientes sobre la sociedad moderna y su relación con las personas, acostumbro a repetir una frase que define bien la sociedad consumista en la que vivimos, así como las cosas a las que nos obliga el hecho de tomar partida por este modo de vida:

Compramos lo que no necesitamos con el dinero que no tenemos para impresionar a quienes no les importa.

La cuestión es que esta actitud, estas conductas en las que muchas personas se ven envueltas, acaban teniendo relación, no sólo con lo bien que nos sentimos, sino también con nuestra salud. Una sociedad que se ha llamado *del bienestar* se ha convertido en inconformista e insatisfecha; una sociedad que no goza de lo que tiene, sufre por mantenerlo, tiene miedo de perderlo y ansía lo que tienen los demás.

¿Cómo es posible vehiculizar nuestras emociones de manera inteligente si todo lo que nos rodea se vuelve hostil?

Mi vecino no me saluda, recibo un empujón y nadie se disculpa, el tráfico nos agobia, las noticias desalientan, la violencia y la inseguridad están presentes a diario en televisiones y periódicos…

La cortesía, la amabilidad y las buenas formas escasean, y es casi imposible encontrar un lugar donde la simple amabilidad te haga sentir confortable, donde una sonrisa te parezca un regalo inesperado. Las sociedades modernas insatisfechas ponen de manifiesto el hecho de que, en el fondo, las personas que tienen sus necesidades básicas cubiertas, aseguradas, se sienten insatisfechas, no son felices.

No es un tópico decir que en los países pobres en los que casi nadie tiene cubiertas las necesidades básicas, quienes logran comer y beber se consideran más felices que personas que viven con muchas más comodidades en alguno de los países que llamamos desarrollados. Quizás una de las diferencias se encuentre en la intensidad con la que se viven las cosas, cada momento.

Pero vayamos un poco más allá… Hay estudios que demuestran que precisamente estas sociedades menos desarrolladas y con menos medios padecen menos dolores de espalda y de cabeza que, por ejemplo, sociedades del oeste europeo, con toda nuestra ciencia, un mercado farmacéutico abundante y los últimos avances al alcance de la mayoría.

Con lo que ha avanzado el conocimiento de psicología a partir de la introducción de conceptos como el de la inteligencia emocional de Goleman, el papel de las emociones se ha empezado a tomar en serio. Actualmente parece innegable que existe una relación entre nuestras emociones y el estado físico. Sin embargo, quizás hace falta una cosa: que estos conceptos terminen de entrar en las escuelas de medicina… y también en la manera de enfocar las enfermedades por parte de unos cuantos profesionales de la salud.

¿Cuántas veces uno se enoja con un familiar o con su pareja, y no ha podido comer nada porque siente un *nudo* en el estómago? ¿Cuánta incompetencia o cuántas injusticias ha presenciado sin que experimente un dolor de cabeza o cierta tensión en la nuca?

Saber regular nuestras propias emociones determinará muchos aspectos de nuestra vida. Me llama mucho la atención que, a lo largo del tiempo que llevo visitando pacientes, lleguen auténticos genios intelectuales, políticos y abogados que son verdaderos *gurús* en su profesión, que se sientan frente a mí en el consultorio y son incapaces (a pesar de sus títulos, de su experiencia, de su aparente poder) de vehiculizar adecuadamente sus emociones. Es fácil ver también a personas con enfados desproporcionados porque la visita se ha retrasado 20 minutos —en la mayoría de los casos porque los pacientes anteriores habían requerido parte de ese tiempo— o reacciones airadas por el tráfico encontrado al venir a visitarse… Son sólo pequeños ejemplos que indican que existe algún desajuste en la gestión emocional. Cabe decir que es un porcentaje bajo, ya que cuando les atendemos parece que la tormenta emocional llega a su fin.

Con mayor o menor razón, el descontrol sobre nuestras propias reacciones emocionales desencadenará, día tras día, reacciones negativas sobre nuestro organismo. Las personas que padecen este desajuste, las cuales muestran fácilmente su ira y enojo, pueden acabar padeciendo disfunciones hepáticas y en la vesícula biliar.

Pero recordemos que el organismo es un todo, de manera que cualquier enfado, cualquier gestión descontrolada de nuestras emociones, también provoca desajustes en el sistema nervioso y, probablemente, desequilibrios estructurales (como las contracturas que describíamos en los capítulos anteriores), así como alteraciones del sistema inmunológico (la famosa *bajada de defensas*) que acaban facilitando pequeñas infecciones como resfriados o la aparición de cuadros alérgicos o dermatológicos.

Es muy común entre los humanos recriminarnos constantemente nuestros errores, menospreciarnos a nosotros mismos y dudar de nuestras capacidades. Tomar conciencia es detenernos a observar nuestros propios pensamientos para poder percatarnos de que está pasando en nuestra mente durante los momentos de máximo estrés. Éste es un momento interesante para anotar o reflexionar sobre nuestros pensamientos negativos, a menudo recurrentes, como la preocupación por nuestra imagen con respecto a los demás, las propias críticas o la culpabilidad.

Pasamos media vida preocupados por lo que probablemente nunca pasará.

Los datos que recibimos de los organismos oficiales no son muy alentadores en cuanto a la salud mental de las sociedades modernas. Recordemos que en la Unión Europea,

3 de cada 10 personas padecen alteraciones mentales; tanto es así, que desde hace algún tiempo se augura que las enfermedades mentales superarán las cardiovasculares y el cáncer, y que hacia el año 2020, la depresión puede ser la primera causa de enfermedad en Occidente.

¿Qué debemos hacer ante estos datos tan desalentadores? ¿Cómo podemos modificar la evolución de la sociedad, del país o de un continente entero? La respuesta es la misma que para el gran problema del sufrimiento de nuestro planeta: recicla, no consumas más energía de la necesaria, utiliza más los transportes públicos, etc., para el bien de tus emociones –de tu salud en general–, sonríe, calcula tus respuestas, gestiona tu propia ira, respira hondo antes de tomar decisiones impulsivas, racionaliza tus respuestas; en definitiva, cuídate a ti mismo en beneficio tuyo y también de los demás. La medicina tibetana intenta hacernos ver que lo que los occidentales consideramos «depresión» (con sus característicos síntomas de tristeza, apatía, adelgazamiento u obesidad, dolores o inmunodepresión), para ellos, la baja autoestima, la ansiedad o la tristeza son simplemente manifestaciones mentales de problemas físicos. El mundo al revés, ¿no? No me cansaré de alentar a mis pacientes a que consideren que gran parte de su mejoría anímica dependerá de su capacidad para mejorar sus hábitos físicos, para poder entrar en coherencia con la mente y las emociones, de modo que finalmente todo su cuerpo se beneficie.

Juan Ribas, jesuita y budista que vive en la India, dijo:

«Te comportas como crees que eres y debes preguntarte si quieres comportarte así. Si no hablamos tal como sentimos, acabamos sintiendo tal como hablamos. Los miedosos hablan con chulería y acaban siendo eso. Darse cuenta de cómo nos comportamos es poder corregirlo».

En esta primera parte del libro hemos proporcionado algunas pistas sobre cómo funciona nuestro cuerpo, cómo se relaciona con el entorno y cómo se enferma. Es el momento de entrar en la segunda parte, donde expondremos cómo es posible evitar algunas de las dolencias más habituales de la sociedad moderna (sobre todo el dolor de espalda).

Si, como decía Séneca, parte de la curación es la voluntad de sanar, empecemos por un par de cuestiones esenciales como son el movimiento, la dieta y el reposo adecuados. Como escribió Jonathan Swift de un modo algo irónico, aunque muy preciso: **«Los mejores médicos del mundo son el doctor dieta, el doctor reposo y el doctor alegría»**. Conozcamos algo más sobre ellos.

II

Motus vita est

Existen muchos tratados sobre el ejercicio físico, de modo que en este apartado únicamente nos limitaremos a explicar brevemente algunas razones por las que el ejercicio es recomendable para la salud desde el punto de vista de la integridad emocional, que es la tesis principal de este libro, y describiremos brevemente algunos ejercicios que consideramos recomendables. Por este motivo, hemos titulado esta sección *Motus vita est* («el movimiento es vida»).

1. El ejercicio físico y el sistema músculo-esquelético

El ejercicio físico es una condición fundamental del ser humano. Cualquiera que se compra un automóvil sabe que si lo deja un año parado en el garaje o si no se preocupa de mantener los niveles de los distintos líquidos que requiere el motor, cuando quiera ponerlo en marcha no lo conseguirá.

El ejercicio físico es una condición implícita al ser humano. Antiguamente había que moverse, que correr para poder alimentarse. El problema que tenemos en la actualidad es que no tenemos la necesidad de hacer ejercicio físico para alimentarnos, porque podemos llamar por teléfono desde el sofá de casa y al cabo de 10 minutos nos traen una pizza. O nos sentamos frente al ordenador, pedimos lo que queremos a través de la página web del supermercado y al cabo de unas horas la despensa de casa está llena sin haber tenido que levantarnos de la silla más que para abrir la puerta de casa. Esto nos ha llevado al sedentarismo total.

Normalmente pido a los pacientes que me expliquen su día a día. A menudo se puede resumir en un patrón que se repite: me levanto, tomo una ducha, bebo mi café, bajo en ascensor al estacionamiento, subo al coche, voy hasta la oficina, aparco, subo en ascensor, llego a mi despacho, tengo mis reuniones, como en el restaurante que está al lado de la oficina, trabajo en el ordenador, regreso a casa, me tumbo en el sofá a leer el periódico, ceno y me voy a la cama a ver la televisión un rato o me quedo en malísima posición tumbado en el sofá. Es decir, no se trata sólo de no hacer ejercicio físico, sino que es algo peor: ni siquiera nos movemos. A menudo, al preguntar a una persona si hace ejercicio físico, nos responde: «¡Sí, ando!». Y yo les respondo que andar no es hacer ejercicio físico; forma parte del hecho de pertenecer al reino animal, puesto que a, diferencia de los vegetales, los animales se mueven y este dinamismo es beneficioso en muchísimos aspectos; por ejemplo, para el estreñimiento o la circulación.

El estreñimiento se relaciona, lógicamente, con la dieta, la buena hidratación y algunos factores psicológicos y, en el caso de las mujeres, con cuestiones hormonales; ahora bien, hay dos factores esenciales que muchas veces faltan en las personas que presentan estreñimiento crónico: beber agua abundante y hacer ejercicio físico, porque es lo que estimula el peristaltismo, los movimientos intestinales que favorecen la evacuación. La actividad física estimula la circulación sanguínea y la circulación linfática (que es la que se encarga de depurar las toxinas).

El padre de la osteopatía, el Dr. Andrew Taylor Still, ya visualizó la importancia de que el sistema circulatorio estuviera libre de estresores, ya que éstos obstaculizaban los líquidos de nuestro organismo.

La activación del sistema circulatorio permite la oxigenación correcta de todos los órganos y tejidos, incluidas las células de los músculos. Si el músculo está más nutrido, esto contribuye a mejorar su funcionamiento (que, como ya hemos comentado anteriormente, es importante para contrarrestar adecuadamente algunos de los efectos de las emociones sobre el aparato locomotor. Hacíamos referencia a que los músculos tienen tendencia a contraerse o alargarse demasiado.

Normalmente, los músculos que se encuentran excesivamente contraídos son los que más nos duelen, de modo que hacer estiramientos es una condición básica de la naturaleza.

La botánica nos proporciona ejemplos muy gráficos sobre esta cuestión: por ejemplo, los pinos tienen un tronco mucho más rígido que las palmeras, y esta rigidez es fatal cuando hay un exceso de viento: los pinos se parten, mientras que las palmeras resisten el vendaval.

Un cuerpo flexible tiene una mayor resistencia.

Un músculo estirado tiene menos tendencia a lesionarse y mayor capacidad de trabajo. Los músculos tónicos (que tienen tendencia a acortarse), si se estiran, tendrán mayor rendimiento.

Fijémonos en la naturaleza de nuevo: los perros y los gatos, sin pensar que los estiramientos podrán servirles para poder cazar mejor, se estiran espontáneamente para provocar un mejor rendimiento de su musculatura.

Por tanto, tendríamos que clasificar los ejercicios físicos en dos: los estiramientos como preparación al ejercicio físico y los estiramientos como correctores de los vicios posturales de la vida moderna (el sedentarismo, la falta de movilidad, dormir mal, etc.).

En la sección IV nos referiremos al descanso reparador y al sueño; sin embargo, ya podemos avanzar que uno de los efectos de dormir mal, de no descansar, es que afecta a la musculatura.

2. Estiramientos como preparación de un ejercicio físico de tipo cardiovascular

Se ha escrito mucho sobre los estiramientos, pero quizás un concepto importante y poco conocido es éste:

Si estiramos la musculatura, también estiramos el sistema miofascial, lo que contribuye a prepararnos para «recibir» un estímulo estresante al que normalmente reaccionamos con una contractura.

Si tenemos el músculo «preparado» y previamente estirado, esto reducirá el impacto del estímulo *estresante*. Además, el ejercicio físico genera neuropéptidos como las endorfinas (que podrían contrarrestar algunas de las sustancias nocivas originadas por la respuesta al estrés, el cortisol), algo que también contribuye a reducir el nivel de ansiedad.

En realidad, hay diversas disciplinas que utilizan los estiramientos como base única para la relajación mental, la concentración o la relajación, como el yoga, la reeducación postural global (RPG), la técnica de Messiers, el método de Feldenkreis o el conocidísimo y en boca de todos método Pilates, donde la tonificación de grupos musculares específicos y la corrección postural son la base de su trabajo. **Todos ellos son muy recomendables y saludables, pero debemos**

saber cuál es mejor en cada caso en particular o cuál encaja mejor en nuestras preferencias o patología.

En cuanto a la actividad cardiovascular durante el ejercicio, hay que tener en cuenta que cuando el cerebro le pide a las piernas que corran más, eso supone que le pide al corazón que se contraiga más deprisa, los vasos sanguíneos distribuyen más la sangre y el aparato respiratorio tiene que ventilar mucho más para lograr que la sangre llegue a todos los músculos. El ejercicio cardiovascular se hace al correr, ir en bicicleta, remar, etc.

El ejercicio físico, como hemos dicho, también se acompaña de la segregación de endorfinas, unas sustancias que se producen en el cerebro y contribuyen a la relajación, aunque hay que tener en cuenta que también son las causantes de una ligera excitación o euforia inmediatamente después de haber realizado la actividad física (por eso no se recomienda realizar actividad física al final del día, cuando conviene que los órganos estén relajados y a punto para el descanso, ¡aunque eso nunca debería ser excusa para dejar de hacer ejercicio!).

¡Qué pereza!

Las excusas para no hacer ejercicio son múltiples y variopintas: falta de tiempo, estar cansado, no gustarte, etc.; sin embargo, hay que tener en cuenta que cuanto menos ejercicio se hace, más cansado se siente uno, y en cuanto empieza a hacerse ejercicio físico de manera rutinaria, la vitalidad que eso genera hará que cada vez se tengan más ganas de hacerlo. La secreción de endorfinas ayuda mucho en este aspecto, por su carácter «adictivo», pero en cualquier caso sería una *adicción* saludable (siempre que no se llegue al extremo opuesto, al conocido como *vigorexia*, o también al exceso de ejercicio que a veces vemos asociado a la *anorexia*).

Algunas *contraindicaciones*

Ahora bien, el ejercicio físico puede ser «malo» si se realiza sin criterio, si está mal hecho, mal indicado o mal orientado, de modo que es muy recomendable recurrir al buen criterio profesional, como el de un fisioterapeuta especializado si se padece una afección concreta o un preparador físico con conocimientos de las enfermedades. Por eso, a menudo la medicina tradicional recomienda la natación de manera generalizada. Efectivamente, la natación es un ejercicio beneficioso para la mayoría de las personas; sin embargo, hay que practicarla con criterio: una persona con problemas de cervicales, como hernias o rectificación, tendría que hacer espalda; sin embargo, si no le gusta hacerlo, quizás no pueda practicar el *crawl* clásico, aunque sí podría hacer *crawl* si utiliza un sencillo equipo de *snorkel* (gafas y tubo de respiración) que le permita no tener que girar el cuello. Es decir, hay que saber darle la vuelta a la situación y buscar lo más adecuado para el paciente, tratando de respetar sus preferencias, precisamente para que esto no sea una excusa adicional para abandonar la actividad física.

A las personas con problemas lumbares (incluso hernias discales operadas) no les conviene practicar ejercicio físico de impacto (entendiendo por impacto todo lo que generará golpes sobre las articulaciones de la columna o las articulaciones en general, como correr, saltar, cabalgar, *steps*, baloncesto, etc.). Son deportes que requieren un esfuerzo en el que está presente el impacto; por este motivo, hay que indicar muy bien el tipo de deporte más apto para cada uno, y la manera como hay que hacerlo. Este paciente con problemas de espalda puede practicar natación, si este deporte le gusta; sin embargo, lo correcto es utilizar un cinturón de flotación para no sobrecargar la columna.

Del mismo modo, hay pacientes a quienes tenemos que enseñarles a nadar… Si la técnica no es correcta, eso puede ser perjudicial.

Algunas recomendaciones básicas

Un tema a tener en cuenta al hablar de deporte es la hidratación, el agua. Al hacer deporte y cansarnos, sentimos sed; sin embargo, muchas personas no beben agua, o no lo hacen correctamente. Hay que recordar que nuestro organismo está constituido por agua en un 80%, y la mayor parte de ella se encuentra en la gran cantidad de masa muscular. Por tanto, aunque muchas personas dicen: «Es que no tengo sed», es importante recordar que el ejercicio produce una evaporación del agua mediante el sudor y la respiración, y eso nos lleva a la necesidad de tener que reponer el agua para mantener el nivel adecuado de hidratación celular. Igualmente, aunque no hagamos ejercicio, beber agua es algo indispensable y necesario para el buen funcionamiento de nuestro organismo.

Lo ideal sería hacer algo de ejercicio físico entre dos y tres veces por semana. Y habría que intentar no vivirlo como un suplicio, sino tratando de encontrar la parte lúdica, la posibilidad de interrelación con otras personas y la naturaleza. Sin embargo, no hay que descuidar que si lo que necesitamos son estiramientos, no conviene practicar tenis o fútbol…

El caso típico es el de una persona de mediana edad que nunca ha practicado ningún tipo de deporte y en un momento determinado se pone a jugar al tenis. Se compra el equipo y empieza a practicarlo con algunos colegas de trabajo un par de días por semana antes de almorzar… hasta que *se rompe*. Tiene su explicación: se ha pasado 45 años de su vida sin practicar ningún deporte y, al cabo de medio año de empezar a jugar al tenis, se lesiona. Eso le lleva a abandonar el deporte o se buscará una alternativa que no le gustará tanto y que también acabará abandonando. Por tanto, la asesoría profesional en este punto es esencial.

Actualmente están de moda los gimnasios urbanos, y deportes como el esquí o la equitación se han popularizado mucho y son más accesibles para todo el mundo. En realidad este fenómeno social es positivo, porque acerca algunos deportes a muchas personas. En este contexto, actualmente también se está poniendo de moda la figura del entrenador personal *(personal coach)*, un profesional que puede resultar de utilidad a la hora de ayudar a seleccionar el tipo de ejercicio físico más recomendable para cada uno; precisamente por lo que acabamos de explicar, es recomendable que este entrenador tenga una formación sanitaria.

En realidad, se trata de combinar los diferentes tipos de ejercicio. Por ejemplo, algún paciente dice: «Quiero hacer yoga». Está bien, hay muchos tipos de yoga, pero en esencia se trata de estiramientos y posturas mantenidas, de modo que les respondo: «Está bien, pero añade algo de ejercicio cardiovascular». O, por el contrario, está el paciente que dice: «Yo quiero hacer tenis». Bien, entonces hay que hacer estiramientos antes y después, y añadir algunos ejercicios de corrección postural.

Los ejercicios donde la respiración, la relajación y la meditación están presentes ayudan mucho a todas las personas sometidas a tensión excesiva.

Los beneficios del ejercicio físico son temporales, por lo que no tendríamos que olvidar que es importante irlo practicando de manera continuada; eso sí, tenemos que ir adecuándolo a la situación de cada uno en cada momento vital.

En cualquier caso, no hay que olvidar que ejercicio físico significa desgaste, y que el desgaste tiene que estar bien compensado con una buena alimentación, con un descanso correcto y con un buen equilibrio mental.

III

Alimentación, dolor y emociones

1. Somos como pensamos y pensamos como comemos

«Come poco y cena menos, que la salud de todo el cuerpo se fragua en la oficina del estómago.»

Miguel de Cervantes

A los pacientes siempre les comento algo que animo al lector a que compruebe. Cuando un paciente viene con un dolor muscular (por ejemplo, un dolor muscular de aquellos que atribuimos a haber dormido mal), le digo: «Sólo tienes que hacer una cosa: ayuna durante dos o tres días». «Pero...», responden todos invariablemente.

¡Seguro! Es espectacular, porque los alimentos tienen toxinas que vamos acumulando, y un período de ayuno contribuye enormemente a reducir estas toxinas. En un estado de toxemia, de irritación, de tensión muscular, no hay duda de que el ayuno mejora el dolor, lo que no significa que liberemos totalmente la articulación.

Frases como: *«Mente sana in corpore sano»* o «Somos lo que comemos» son muy conocidas y, a veces, las consideramos tópicos de nuestra sociedad; sin embargo, en realidad se trata de afirmaciones contundentes que ponen algo de manifiesto: lo que comemos acaba conformando nuestras células.

Ahora bien, me gustaría añadir que a lo largo del libro he estado haciendo un énfasis especial sobre la importancia de nuestras emociones y sentimientos, y cómo éstos pueden condicionar y cambiar aspectos de nuestro organismo y sus funciones. Por ello me he permitido hacer un *remix* de estas frases tan conocidas para dar título a este capítulo. Efectivamente, **«somos como pensamos y pensamos como comemos».**

En esta sección sobre alimentos trataré de dejar claro que todo aquello que introducimos en nuestro organismo a través de la boca día a día, semana a semana, mes a mes, irá constituyendo las células de los tejidos de nuestro cuerpo, en los que predominarán las sustancias que les aportamos. Con los años, eso definirá la salud de cada uno.

Hacemos de nuestra vida un nuevo reto cada día. Sirva de ejemplo el caso de este paciente, que puede servir para identificarnos con él y visualizar que quizás alguna vez nos hemos podido ver así.

Álex tiene 38 años y vino a verme porque hacía unas semanas que tenía problemas en el codo derecho. Traté de que me explicara su día a día y, aproximadamente, es así:

A Álex le cuesta enfrentarse al reto del despertador, sobre todo por el cansancio y la resaca de los últimos cigarrillos de la noche, a lo que probablemente contribuye el hecho de que no haya noticias demasiado alentadoras para el resto del día. Ante la idea de tener que enfrentarse a un tráfico infernal, desayuna rápido y poco, pero, eso sí, toma mucho café para despertarse y para poder estar a la altura cuando lleguen las prisas, los empujones y olores en el transporte público.

Llega a su oficina cerrada y sin vistas, donde después de recibir las instrucciones de sus jefes, recibe ocho horas de radiaciones de ordenador y respira el aire viciado de la climatización en circuito cerrado. Acompaña esta mezcla con un par de cortados con el azúcar correspondiente, para terminar de despertarse y, un par de horas más tarde, baja al bar para comerse un bocadillo de cualquier embutido y fumar un cigarrillo. Así aguanta hasta la hora de comer; entonces se calienta en esa especie de silla eléctrica que es el microondas un plato que cocinó la noche anterior (normalmente, hidratos de carbono refinados como la pasta de trigo o el arroz blanco fácil y rápido de hacer).

Con esto se planta a media tarde y, justo cuando la glucemia empieza a descender, es cuando pasa por el horno de la esquina (donde el olor a cruasán recién hecho le invade la pituitaria, aquella glándula encargada de reconocer los olores). La tentación se convierte fácilmente en unos cuantos hidratos de carbono adicionales y grasas saturadas que le alivian la ansiedad del cerebro. Álex llega a su casa después de recorrer el mismo trayecto de empujones y tráfico con un cansancio mental importante; tanto, que le va a resultar un suplicio hacer la cena. Ahora bien, ¿y si toma una buena cerveza o un bien merecido refresco, acompañado de una bolsa de patatas fritas, aquel pedazo de queso curado buenísimo y tres o cuatro cortes generosos de salchichón? Así ya da para esperar al día siguiente, que quizás ya será jueves o viernes…

¿Quién podría plantearse ahora hacer deporte, si prácticamente no se aguanta de pie? Álex me explica que más de un día y de dos se queda dormido en el sofá viendo la tele en una mala postura. ¡Ah! Y me confesó, antes de terminar, que mientras ve la televisión se harta de «chuches», que consume compulsivamente.

Álex vino a verme por problemas en un codo, pero salió a la luz la gran incapacidad de concentración que tiene, alteraciones digestivas y problemas de piel.

La historia de Álex refleja una realidad de muchas personas en la sociedad actual, quizás de algún pariente o vecino. Quizás se parece en algo a nuestra propia realidad. La dieta, las prisas y los condicionantes de la vida moderna conducen a una nutrición rica en azúcares, grasas saturadas, refinados y proteínas tóxicas que constituyen el denominador común de la gran mayoría de la población.

La dieta también afecta al humor

Es evidente que todos deseamos tener una dieta saludable para estar mejor físicamente y no engordar, pero… ¿se ha planteado seguir una buena dieta para tener menos ansiedad, menos dolor de espalda, menos fatiga, más capacidad de concentración, menos insomnio y oscilaciones en su estado de ánimo, menos cambios de humor e irritabilidad?

Vale la pena prestar atención a este capítulo porque, como postuló Hipócrates: «Que tus alimentos sean tu medicina y que tu medicina sean tus alimentos».

Hay numerosos estudios realizados por nutricionistas en los que se demuestra que la alimentación juega un papel vital en nuestra salud mental. Algunos de ellos incluso muestran un cambio radical en enfermos con THDA (el famoso déficit de atención), autismo, esquizofrenia y otras enfermedades mentales severas.

Si uno no se encuentra en este grupo de personas con problemas psiquiátricos, quizás tenga la tentación de pensar que no tiene por qué preocuparse, pero una cosa sí puedo asegurarle: si su alimentación difiere mucho de los consejos que aparecen en el próximo capítulo, probablemente tendrá que revisar con atención lo que come, para evitar que en algún momento pueda verse afectado, no ya con los problemas que típicamente asociamos a una mala dieta (como la obesidad o los problemas cardiovasculares), sino también con situaciones que pocas veces pensamos que puedan depender de lo que comemos, como por ejemplo, la dificultad para concentrarse.

Y, entre nosotros, no ponga como excusa su ritmo de trabajo o que eso de comer verdura o fruta no va con su forma de ser…

Intente concienciarse de la necesidad de mejorar su hábito dietético, y pronto observará que los cambios obtenidos no sólo son físicos, sino también cambios en su mente que repercutirán en su cuerpo como un todo.

Se ha podido demostrar que comer de manera apropiada y saludable mejora el coeficiente intelectual, el estado de ánimo y la estabilidad emocional. Además, refuerza la memoria y la capacidad de aprendizaje y concentración. ¿Siente que la energía de su cuerpo está equilibrada? ¿Padece estados de ánimo cambiantes? ¿Se siente feliz y con motivación en su vida?

Los resultados de una encuesta realizada a más de 20.000 personas nos permiten conocer que las respuestas a estas preguntas son bastante homogéneas: un 70% de los encuestados padecía cansancio muy a menudo; el 60% se quejaba de cambios de humor, apatía y desmotivación; más de la mitad comentaban que sentían ansiedad y tenían dificultad para dormir por este motivo, y un porcentaje elevado de personas describían falta de concentración, desánimo y depresión.

La conexión entre intestino y cerebro

El sistema digestivo contiene 100 millones de neuronas y produce la misma cantidad de neurotransmisores que el cerebro. Muchos siguen pensando que el cerebro es el único que tiene neuronas. Dos terceras partes de toda la serotonina del organismo (ese neurotransmisor al que se ha llamado *hormona del placer y la felicidad*) se produce en el intestino. Cada vez que comemos estamos mandando información al cerebro y viceversa, de modo que ambos están en conexión permanente. **Así, podemos afirmar que los alimentos sanos nos producen felicidad, mientras que los inadecuados, a la larga, producen ansiedad, nerviosismo y trastornos del comportamiento.**

A pesar de que vivimos en la era de la abundancia y, comparado con nuestros ancestros en la selva, no tenemos ningún problema para acceder a todos los alimentos que nos apetezcan, si observamos a la población en general, en cualquier sociedad occidental, percibiremos enseguida que muchas personas sufren este tipo de síntomas que tratan de ahogar con los consiguientes fármacos para contrarrestar sus deficiencias, en muchos casos de origen alimentario.

Después de haber visitado a numerosos pacientes que acuden a mi consulta aquejados de dolores articulares, musculares y de columna vertebral, hace años descubrí el gran poder sanador de una nutrición saludable. En algunos casos, después de haber hecho todo lo posible desde el punto de vista de la biomecánica y de la recuperación osteoarticular, no entendía por qué ciertos pacientes no lograban una mejoría total, de modo que empecé a introducir los cambios pertinentes en su alimentación y, entonces sí, la mejoría fue total.

La medicina y la ciencia han separado durante siglos la anatomía de la bioquímica y la psicología; sin embargo, cualquiera de nosotros, para pensar, necesitamos que un gran número de células del cerebro se conecten unas con otras para dar lugar a estos pensamientos. Precisamente la calidad de este funcionamiento depende de los nutrientes celulares y de su conexión química o eléctrica. Y estos nutrientes, las sustancias que luego utilizarán las células en su metabolismo, dependen de lo que les aportemos mediante la dieta.

Tengo que apresurarme a dejar claro que en ningún caso estoy postulando que todos los problemas mentales dependan de nuestra alimentación, ni que con la alimentación vayamos a encontrar la solución a los desequilibrios psicológicos secundarios a desajustes familiares, personales, sociales o del entorno. Lo que sí se puede afirmar es que la psicoterapia acompañada de una buena alimentación permite obtener unos resultados mucho mejores, algo que contrastan numerosos estudios.

En definitiva, **les propongo un nuevo enfoque como medio para mejorar su salud mental y física.** Consiste en revisar y corregir la dieta de manera sencilla y eficaz, sin torturas de regímenes alimentarios de difícil cumplimiento y que, a veces, sólo generan frustraciones y complejo de culpabilidad. Basta con realizar pequeños cambios que le ayudarán incluso a suprimir los medicamentos que toma para corregir los desajustes de su propia alimentación, y seguro que eso repercute favorablemente en su espalda y su cuerpo en general.

Marcel Proust dijo: «El verdadero acto del descubrimiento no consiste en encontrar nuevas tierras, sino en ver lo que nos rodea con nuevos ojos». Del mismo modo, las bases de una dieta sana para una mente y un cuerpo sanos que describiré en el capítulo siguiente, se fundamentan en el aporte equilibrado de nutrientes para lograr un estado mental eficiente y una mejor gestión de las circunstancias que nos desencadenan respuestas de estrés y de sus emociones. Hablaremos de los multinutrientes, enzimas, aminoácidos, oligoelementos y plantas que pueden ayudarnos a gestionar nuestro estado de salud física y mental.

Es muy importante saber que los consejos y sugerencias que encontrará son el resultado de estudios y experiencias, tanto propias como de profesionales de la salud que trabajan con rigor y un gran conocimiento del tema. Por tanto, no se trata de ninguna receta individualizada ni ninguna fórmula mágica. Todo lo que describiré a continuación son sustancias, nutrientes y plantas naturales que no requieren prescripción y pueden adquirirse fácilmente en farmacias y comercios especializados. De todos modos, la recomendación general es que acuda a un buen profesional de la nutrición y la salud, que es quien debería adaptar sus consejos a su caso concreto. A pesar de tratarse de nutrientes y productos naturales, hay que asumir la responsabilidad de utilizarlos bajo un buen criterio para evitar perjuicios para su salud.

2. Los elementos fundamentales de una dieta correcta

Hoy en día nadie pone en duda la importancia que tiene la alimentación para mantener la salud. Está bien demostrado que nuestros hábitos dietéticos pueden representar tanto un factor de riesgo para padecer algunas enfermedades como una protección frente a numerosas dolencias. Así, actualmente es posible afirmar sin ninguna duda que:

La dieta es la base de la salud y, a través de ella, podemos recuperarla.

Por tanto, una dieta sana debe proporcionarnos los elementos de nutrición necesarios, no solamente para mantener la salud, sino para evitar la enfermedad.

Desde la Antigüedad se conoce el valor de numerosos alimentos para prevenir y tratar varias enfermedades. En las últimas décadas, en el campo de la nutrición está cobrando mucho interés este nuevo papel que pueden desempeñar determinados alimentos; son objeto de investigaciones serias. Muchos de esos alimentos producen beneficios específicos sobre el organismo, más allá de sus cualidades nutricionales intrínsecas. A este tipo de alimentos se les ha denominado *alimentos funcionales.*

Los científicos están identificando los componentes específicos de los alimentos funcionales y han observado que la mayoría proceden del reino vegetal, por lo que se les denomina *fitoquímicos*. Entre sus propiedades, quisiera destacar la antiinflamatoria, antitrombótica, antioxidante, cardioprotectora, inmunomoduladora y anticancerígena.

A la hora de diseñar una dieta saludable debemos tener muy presente las últimas investigaciones en el campo de la nutrición clínica, con el fin de aprovechar estos conocimientos para que la dieta no solamente sirva para satisfacer nuestras necesidades nutricionales básicas, sino para que sea eficaz en la prevención o el tratamiento de la enfermedad.

Las últimas investigaciones apuntan que los alimentos más saludables se encuentran en el reino vegetal; es por este motivo que un buen plan dietético se basa en los vegetales. Si tenemos en cuenta que, en muchos aspectos, la salud depende del buen funcionamiento celular y, anteriormente, comentamos que lo que comemos es lo que proporcionará nutrientes a las células, parece razonable, ante cualquier enfermedad, **incluir en el tratamiento de base una dieta bien orientada.** Si reconocemos que los factores que contribuyen a la aparición de las enfermedades son múltiples, esto justifica intentar tratar las enfermedades desde todos los puntos de vista posibles, es decir, utilizando todos los remedios de que dispongamos y, quizás, en primer lugar valdría la pena empezar por los que sean más simples, naturales y menos agresivos. Por tanto, sería un grave error desaprovechar las posibilidades terapéuticas que nos ofrecen las modificaciones dietéticas o la utilización bien orientada de algunos alimentos.

A continuación daremos unas pinceladas de los principales alimentos y sus propiedades, sólo con la finalidad de remarcar su importancia y la necesidad de buscar orientación profesional siempre que comprobemos que nuestra dieta está desequilibrada o se aleja del ideal.

Para comenzar, recordemos que un **verdadero alimento** es una sustancia nutritiva perfectamente compatible con nuestra anatomía y fisiología digestivas, es de naturaleza no tóxica y contiene los nutrientes necesarios para su propio metabolismo completo. Lo comestible contiene sustancias «muertas» o principios varios de un modo desequilibrado, que no se adaptan bien a nuestro metabolismo y, a menudo, constituyen elementos tóxicos o muy tóxicos.

Glucosa: ¿veneno o remedio?

La glucosa constituye el alimento más importante del cerebro y todo el sistema nervioso; curiosamente, las neuronas no necesitan insulina para captar la glucosa de la sangre, mientras que el resto de los tejidos, sí. La mayor parte de la glucosa se obtiene a partir de la digestión de los hidratos de carbono; de la sangre, se transporta hacia el interior de las células, de las que constituye su principal alimento. El mayor consumidor de glucosa es nuestro cerebro, que necesita un aporte constante, y de ello se encargan hormonas específicas de nuestro organismo. Sin embargo, el exceso de glucosa es nocivo, por lo que tenemos que pensar si nos estamos alimentando correctamente.

El problema principal de la glucosa o de los azúcares es la fuente de obtención: habitualmente utilizamos los hidratos de carbono como fuente de energía fundamental, por encima de otras fuentes de hidratos de carbono más saludables como la fruta. Hidratos de carbono, proteínas y grasas son esenciales para la alimentación, pero no todos tienen la misma calidad, y hay algunos que son mejores para el organismo. En este sentido, la glucosa es un componente imprescindible de la dieta, un remedio incluso; pero también puede llegar a ser un *veneno*.

Pan blanco, arroz blanco y todas las versiones de pasta blanca son **hidratos de carbono refinados**, o sea, procesados y transformados de manera industrial con el objetivo de aislar la parte dulce del alimento y eliminar el resto. Así, la remolacha o el azúcar de caña pierden sus vitaminas y minerales en el proceso del refinamiento, y el azúcar blanco obtenido no constituye ningún aporte de energía beneficioso; únicamente se almacena en nuestras células, transformado en glucógeno o grasa, lo que favorece el aumento de azúcar en sangre y dificulta el control del peso. Este aspecto no sería relevante si no fuésemos grandes consumidores de azúcar, pero basta que uno se acerque a la nevera o la despensa y tome 10 productos. Quizás el 80% contengan azúcar refinado: embutidos, alimentos precocinados o congelados, zumos, galletas, cereales, yogures, salsas, quesos, bebidas gaseosas…

Recuerdo haber hecho el recuento de azúcar junto con un paciente que acudió a mi consulta por dolores musculares generalizados y rigidez articular en la columna vertebral. Tras reajustarle y darle algunos consejos sobre su forma física, indagamos en sus hábitos alimentarios diarios.

Los cafés que tomaba el paciente (todos con azúcar, aunque no fuese el sobre entero) sumados al resto de alimentos con azúcares añadidos y los hidratos de carbono refinados, daba una cifra de 3,5 kg mensuales de azúcar.

Esto es una barbaridad; el exceso de azúcares se acumula en los músculos y el hígado, de manera que altera su funcionamiento y provoca modificaciones del equilibrio energético y metabólico.

En la primera parte del libro me referí a la importancia del sistema miofascial y muscular, y describí cómo afectaba a nuestras emociones. Al ajustarle la dieta, este paciente mejoró notablemente los dolores que padecía de manera permanente desde hacía tiempo y sin justificación física clara. En definitiva, el ajuste del consumo de azúcares y una mejor dieta no sólo mejoraron el dolor, sino que rompieron el círculo vicioso:

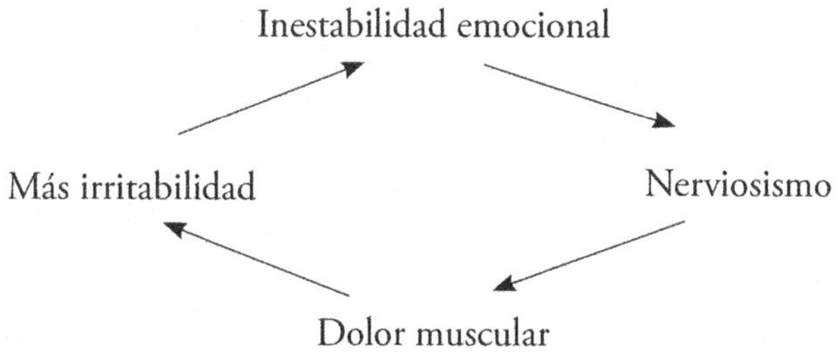

Por tanto, es importante recordar que la mejor fuente de obtención de azúcares para el organismo son las frutas (contienen un azúcar llamado *fructosa*); además, la proporcionan lentamente gracias a que contienen fibra.

El azúcar se asocia a innumerables enfermedades y trastornos de la salud; sin embargo, el azúcar no es «malo» por lo que contiene, sino por lo que no contiene y por los desequilibrios metabólicos que produce. El azúcar es un producto desequilibrado que únicamente contiene sacarosa; eso significa que proporciona *calorías vacías*, ya que carece de vitaminas, minerales, oligoelementos y, sobre todo, carece de fibra.

En la naturaleza, los alimentos que contienen almidón, hidratos de carbono o azúcares, son **alimentos completos**, con un metabolismo global propio y que, además de los azúcares, tienen **vitaminas, minerales, oligoelementos** y, puesto que la gran mayoría se encuentran en el reino vegetal, también contienen **fibra**. Ahora bien, si tomamos una fuente de azúcar refinado, sin vitaminas, minerales ni fibra, el comestible ingerido se convierte en una sustancia con un *índice glucémico alto* (es decir, que provoca una brusca elevación de la concentración de glucosa en sangre, la llamada *glucemia*) y que, además, requiere que el propio organismo movilice sus escasas reservas para poder metabolizar toda esta glucosa mediante micronutrientes.

Los alimentos desequilibrados y con un índice glucémico elevado alteran la glucohomeostasis (el control metabólico del azúcar); consumidos de manera habitual conducen a un *agotamiento metabólico* del organismo que desencadena alteraciones de la capacidad de concentración e irritabilidad.

Lo que es realmente imprescindible para el ser humano son los alimentos con hidratos de carbono complejos, que proporcionen glucosa pero de un modo controlado; en otras palabras, los alimentos presentes en la naturaleza, que generalmente poseen un índice glucémico bajo y son ricos en micronutrientes. Ésos sí deberían ser los principales suministradores de energía de los procesos vitales orgánicos.

Las dietas con una elevada ingesta de azúcar y alimentos refinados, desequilibrados y con un índice glucémico elevado pueden producir, además, desequilibrios en el entorno bioquímico del SNC que se han relacionado con depresión, ansiedad, conductas adictivas, conductas antisociales, dificultad de concentración, pérdida de memoria, disminución de algunas facultades intelectuales, dificultad de aprendizaje, degeneración neuronal, agresividad, trastornos del comportamiento, psicoemocionales y de la personalidad, síndrome por déficit de atención e hiperactividad y otras enfermedades mentales.

Además, el azúcar parece que tiene un efecto inmunodepresor *(baja las defensas)* y es un nutriente necesario para el crecimiento de las bacterias, se ha relacionado con algunas alergias, provoca caries dental y aumentos de la glucemia (que algunos autores consideran la «antesala» de la diabetes) y acidifica el organismo. Algún estudio ha asociado este último efecto con la desmineralización (y, por tanto, favorecería la osteoporosis), además de competir directamente con la vitamina C (el ácido ascórbico), de modo que a los tejidos les llega más azúcar y menos ascorbato. Finalmente, los niveles elevados de glucosa circulante aumentan las concentraciones de colesterol y triglicéridos, e incrementan la formación de productos que aceleran el proceso de envejecimiento celular y de los tejidos.

Para quienes estén interesados en el tema, que considero una de las claves de una buena dieta, les recomiendo la lectura de los textos de Nancy Appleton, nutricionista norteamericana que ha analizado numerosos estudios científicos sobre el azúcar (www.nancyappleton.com).

La comida como refugio de nuestras emociones

La necesidad de comer sin hambre es algo muy común en la sociedad moderna. Convertimos, infinidad de veces, la ingesta de comida innecesaria en refugio de nuestras insatisfacciones o del simple aburrimiento.

Hemos crecido viendo a padres que premiaban a sus hijos con postres o dulces si terminaban sus «castigos» del primer y segundo plato; utilizar el premio como recompensa no ayuda al niño a saber alimentarse en un futuro.

Mucha gente utiliza la comida como su único refugio de satisfacción, la única cosa que aporta felicidad a su vida. La falta de autoestima, alteraciones de la afectividad o falta de relaciones sexuales han llevado a muchas personas a la obesidad y la anorexia, refugiándose en la privación y el exceso de la ingesta de alimentos.

«Comer y rascar todo es empezar», dice siempre mi madre. Su cuerpo es sabio y debe saber que si no tiene hambre, necesita descanso, así que déjele descansar…

Si bien es cierto que comer es un placer que nos une a los demás, y es el motor de los lazos afectivos con la familia y las amistades, deberíamos saber disfrutarlos comiendo de manera correcta. Cuando uno prepara una cena en casa acostumbra a imaginarse que los invitados llevan dos semanas de ayuno; preparamos cenas superabundantes que a menudo acaban con alimentos en la basura o en los hipersaciados estómagos de nuestros invitados. Vivimos en un país donde todo se celebra comiendo y cualquier excusa es buena para atiborrarse. Si bien las relaciones sociales son importantísimas, deberíamos conseguir comer en la justa medida, masticar mucho y hacerlo correctamente; esto es algo que debería enseñarse en las escuelas.

La vida diaria lleva a nuestra sociedad a comer compulsivamente; debemos identificar las situaciones de riesgo en nosotros mismos y regular nuestras emociones para poder equilibrar mejor nuestra dieta.

Los vegetales, fuente de fibra y otros nutrientes

La **fruta** es un alimento saludable, que aporta grandes cantidades de vitaminas, azúcares beneficiosos, agua, fibra, minerales, ácidos orgánicos naturales y fitoelementos.

Las **verduras y hortalizas** son los vegetales que constituyen la parte fundamental de la dieta mediterránea. Junto con las frutas, son los alimentos más importantes para la salud. Debido a su composición, podríamos considerarlos una auténtica **farmacia vegetal**. Además, aportan fibra.

En la actualidad no hay ninguna duda de que una dieta rica en fibra mejora las funciones del aparato digestivo y favorece la eliminación de toxinas, de modo que es posible afirmar que una dieta rica en fibra protege contra las enfermedades, mientras que una dieta pobre en ella favorece la producción y acumulación de toxinas, especialmente porque favorece el crecimiento de bacterias en el interior del intestino cuyo principal producto son las llamadas *endotoxinas*. Esta toxemia se asocia a enfermedades cardiovasculares e hipertensión arterial, trombosis, obesidad, gota, diabetes, estreñimiento, divertículos del colon, hemorroides, síndrome del intestino irritable y cáncer de colon, caries o problemas dermatológicos, entre otros.

> Por tanto, es importante recordar **dónde no hay fibra**: carne, pescado, huevos, leche, quesos y otros productos lácteos, aceite, mantequilla, cereales refinados (como pan blanco y arroz blanco), productos de bollería y pastelería en general.

Los **frutos secos y las semillas** (almendras, avellanas, piñones, pistachos, castañas, coco, semillas de girasol, lino, etc.) son alimentos muy energéticos que contienen grasas saludables y fosfolípidos, proteínas saludables, varias vitaminas (por ejemplo, E, B$_1$, B$_2$, B$_6$, ácido pantoténico y folatos), y minerales y olioelementos como zinc, manganeso, cobre o selenio.

Al hablar de los vegetales, no debemos olvidar las **algas**, alimentos de uso relativamente novedoso entre nosotros que no deberíamos desaprovechar. Las algas aportan fibra y micronutrientes (vitaminas, minerales y oligoelementos); además, son una excelente fuente de **yodo** orgánico y algunos contienen proteínas completas.

Finalmente, las **setas** son vegetales nutritivos que aportan pocas calorías y el champiñón es, quizás, el que tenemos más al alcance.

Leche y derivados lácteos

La leche de vaca, al igual que la de otros mamíferos, no es un alimento aconsejable para el ser humano. Esta afirmación quizás sorprenda a más de uno, pero cada vez hay más evidencias científicas que la apoyan.

La **leche ideal para el bebé humano es la de su madre**, puesto que contiene la proporción óptima de los nutrientes que necesita, contiene menor cantidad de proteínas y calcio, es más rica en ácidos grasos mono y poliinsaturados, es la única que contiene ácido gamma linolénico y proporciona defensas con información inmunológica propia de la especie que es vital para el bebé.

La leche de vaca contiene más del triple de proteínas que la leche materna. Las dietas hiperproteicas favorecen la acidificación y sus patologías asociadas, como la descalcificación y la osteoporosis. Los países con mayor ingesta de leche y productos lácteos sufren mayor incidencia de osteoporosis y viceversa.

Además, las proteínas del *suero* de la leche, especialmente la *caseína* –su proteína más abundante– son muy alergénicas; pueden provocar manifestaciones cutáneas como eccemas o dermatitis, alteraciones mucosas (asma, bronquitis o aumento de mucosidad que pueden empeorar las infecciones) y serosas (artropatías o reumatismos), además de agravar enfermedades autoinmunes (por ejemplo, la artritis reumatoide, el lupus o la psoriasis, entre otras).

La leche de vaca contiene menos grasas que la humana, pero son grasas principalmente **saturadas**, y es bien conocido el papel de este tipo de grasas en la génesis de la obesidad y numerosas patologías como la arterioesclerosis –con sus graves consecuencias sobre el sistema cardiovascular–; además, la leche de vaca es rica en colesterol. Además, la leche de vaca y sus derivados contienen **ácido araquidónico**, un precursor de las prostaglandinas de tipo E_2, mediadores de los procesos inflamatorios y alérgicos.

El azúcar que contiene la leche es la **lactosa**, que provoca intolerancia en muchas personas con déficit de *lactasa* –el enzima que la digiere–; como consecuencia, la lactosa no hidrolizada por la falta de este enzima, se acumula en el intestino grueso y provoca una mala fermentación.

Probablemente, en el pasado, la leche tuvo un papel fundamental en la alimentación de la población, especialmente en épocas de carestía, cuando las fuentes de proteínas eran escasas. Sin embargo, en la actualidad tenemos a nuestro alcance todo tipo de alimentos, de modo que ya no es necesario recurrir a los que, como la leche, presentan tantos inconvenientes. Hoy en día, debido a las condiciones medioambientales en que vivimos, junto con los numerosos estímulos que provocan estrés físico, químico y/o psicoemocional –que imprimen un fuerte impacto negativo sobre nuestro organismo–, resulta mucho más importante obtener de los alimentos nutrientes con elevado poder antioxidante (como los que se encuentran en frutas, vegetales, semillas o cereales integrales); estos nutrientes protegen el organismo de la elevada presión oxidativa a la que se ve sometido, pues favorecen los procesos de detoxificación.

Al hablar de la leche es importante recordar que es un alimento que puede sufrir tanto contaminación por microorganismos (que habitualmente se previenen con el proceso industrial de higienización de la leche) como contaminación química (con antibióticos o tratamientos hormonales que reciben los animales, o pesticidas del pasto que comen).

La contaminación química de la leche se ha asociado a algunos trastornos ginecológicos, acné y alergias. Por otro lado, el consumo habitual e importante de leche se ha asociado a alteraciones digestivas (que cursan con dolor abdominal o estreñimiento), anemias y diabetes; algunos estudios indican que también se asocia su consumo con algunos tipos de cáncer (entre otros, podría ser un factor relacionado con el de ovario, próstata y mama).

Afortunadamente, existen numerosos sustitutos saludables de la leche. En primer lugar están las **horchatas o leches vegetales** de chufa, soja, avena, arroz, almendras, lino o sésamo. Además, disponemos del **yogur** –un derivado lácteo que ha sufrido transformaciones gracias a las beneficiosas bacterias ácido-lácticas que transforman la lactosa en ácido láctico y la caseína en péptidos simples. El yogur aporta bifidobacterias y *Lactobacillus*, ambas con efecto probiótico beneficioso para el intestino, ya que estimulan las defensas; además, su poder nutritivo es superior al de la leche, ya que sus principales nutrientes (proteínas y calcio) se asimilan mejor. Se considera que el mejor yogur es el ecológico de cabra, natural y artesano.

Huevos

Los huevos (especialmente si son ecológicos), se toleran bien y constituyen un alimento excelente y muy nutritivo: contienen proteínas que se consideran las más completas en relación con los demás alimentos; asimismo, aportan grasas, vitaminas y minerales. Los nutrientes del huevo se digieren fácilmente y se asimilan muy bien, favorecen el crecimiento y contribuyen de manera significativa a cubrir las necesidades nutritivas de los niños y adolescentes.

Hay que aclarar que, al contrario de lo que se cree habitualmente, el huevo no produce ácido úrico y, si bien contiene colesterol, también es rico en sustancias protectoras (como las vitaminas del grupo B) y lecitina.

Para obtener huevos de calidad, ecológicos, debemos procurar que sean frescos y que provengan de gallinas criadas en libertad, sanas, que no se hayan vacunado ni se les haya tratado con antibióticos u otros medicamentos, que tengan contacto con el gallo para que sean huevos fértiles, y con la tierra, para que puedan andar, correr, estirar las alas, escarbar y picotear en el suelo para comer hierbas, gusanos, etc. También es importante que las gallinas tengan contacto con la luz solar, que el agua sea de calidad y que estén alimentadas a la manera tradicional, con granos enteros (como maíz ecológico no transgénico) y restos de vegetales frescos crudos recién arrancados de la tierra.

Pescado y carne

En comparación con la carne, el pescado aporta proteínas completas con una moderada cantidad de calorías (incluso el pescado más graso contiene menos calorías que la mayoría de las carnes). El pescado también aporta vitaminas liposolubles A y D (la carne, no), es más saludable para el corazón y suele criarse de forma natural, excepto en el caso del pescado de piscifactoría.

Al contrario, el pescado carece de algunos nutrientes (vitamina C, hidratos de carbono y fibra), suele ser pobre en calcio (excepto la sardina y la anchoa) y favorece el estreñimiento al carecer de fibra. Hay que tener en cuenta que el elevado consumo de pescado se asocia a la descalcificación, por el hecho de tener poco calcio y mucho fósforo (algo parecido sucede con la carne). Además, se asocia a las alergias, favorece la formación de ácido úrico y puede ser causa de intoxicación.

La contaminación química del mar, los ríos y los lagos llega a afectar la calidad del pescado y, por tanto, puede terminar afectando a nuestro organismo e, incluso, ser la causa de algunas enfermedades por acumulación de contaminantes.

La carne es rica en proteínas y grasas; sin embargo, carece de vitaminas A, C, D, E, K y folatos, y contiene cantidades mínimas de calcio y magnesio. Esta última característica, unida al hecho de que la carne tiende a formar **residuos metabólicos ácidos**, explica por qué las personas que siguen una dieta rica en carne pueden presentar fácilmente descalcificación (algo que favorece la osteoporosis).

La carne es portadora de gérmenes, algunos de los cuales se consideran patógenos; además, contiene compuestos nitrogenados no proteicos indeseables, como la **creatinina**. La creatinina reacciona con los nitritos que se le añaden como conservantes formando las **nitrosaminas**, unas sustancias con elevado poder cancerígeno, demostrado en varios estudios.

Estos datos apoyan la afirmación de que el consumo habitual de carne es un factor de riesgo de padecer numerosas enfermedades, como alteraciones intestinales, enfermedades reumáticas, cardiovasculares y autoinmunes, osteoporosis, litiasis y algunos tipos de cáncer y enfermedades degenerativas, entre otras.

De un tiempo a esta parte se ha puesto de moda el consumo de pescado crudo en la sociedad occidental, siguiendo el estilo japonés del sushi. No podemos negar que es una buena fuente de proteínas sin los riesgos de la cocción; su digestión es mucho mejor, y sus aportes, más saludables. (Recordemos la importancia y obligación sanitaria de la congelación previa antes de su consumo.)

Ahora bien, hay que tener en cuenta que algunos alimentos tienen un impacto sobre la salud más perjudicial que comer un poco de carne.

Los beneficios de los alimentos crudos

Una dieta con un alto contenido en productos crudos, cultivados en terrenos sanos y consumidos frescos es el mejor complemento para los nutrientes esenciales conocidos y desconocidos que se pueden encontrar en la naturaleza.

Una dieta equilibrada compuesta, por lo menos, en un 75% de alimentos crudos proporciona mejor aspecto, hace que las personas se sientan mejor, aporta un gran nivel de energía y contribuye a prevenir numerosas enfermedades. Como dicen los higienistas norteamericanos: **«El que come de todo y lo mezcla todo, también lo puede sufrir todo».**

Echemos un vistazo a los demás mamíferos: el consumo de alimentos crudos es la norma universal seguida y respetada por todos los animales. En la naturaleza no existen alimentos cocinados; todos son crudos.

La cocción de los alimentos destruye y altera valiosos nutrientes como vitaminas y minerales. Las proteínas se desnaturalizan, se coagulan, y las valiosas enzimas se destruyen completamente. La estructura química de las grasas se modifica, hasta el punto de que las hace peligrosas para la salud. La estructura química de los aminoácidos también cambia; hace que sea imposible asimilarlos por parte del organismo humano.

La conservación de todos los elementos nutritivos de nuestros alimentos crudos, incluidas las enzimas, puede resultar determinante para el estado de salud. Por el contrario, muchos de los compuestos formados por el tratamiento térmico, químico o físico de los alimentos no se digieren, pero sí atraviesan las barreras mucosas, se absorben, pasan a la sangre y se acumulan en distintos tejidos, donde ejercen efectos potencialmente nocivos.

Recuerde, también, que la cocción de los alimentos destruye las enzimas que contienen, y nuestro organismo necesita estas enzimas, que sólo podemos obtener a partir de los alimentos crudos.

En resumen, tomar alimentos preparados, cocinados, alterados o procesados, con aditivos, azúcares, edulcorantes artificiales, productos químicos de naturaleza diversa, sal, conservantes, comestibles de todo tipo, etc., únicamente hace que aumente la cantidad de sustancias tóxicas en el interior de nuestro organismo y contribuye a elevar el nivel de *toxemia*, lo que indudablemente es un factor de riesgo para la aparición de numerosas disfunciones y enfermedades.

Se dice que Pep Guardiola cambió los hábitos alimentarios de muchos jugadores en el vestuario del Barça, especialmente el exceso de carne y grasas saturadas, y gracias a ello hoy vemos un equipo con muchas menos lesiones. Sin ánimo de buscar comparativos ni promover imitaciones, me gustaría que conociera algunos de los vegetarianos que nos deslumbraron con sus mentes y sus vidas:

David Duchovny, Kim Basinger, Richard Gere, Mariel Hemmingway, Dustin Hoffman, Anthony Perkins, Brad Pitt, J. Castro, Brooke Shields, Bryan Adams, Michael Bolton, Montserrat Caballé, Leonard Cohen, Peter Gabriel, George Harrison, Lenny Kravitz, Olivia Newton-John, Sinead O'Connor, Prince, Ringo Starr, Sting, Leonardo da Vinci, Charles Darwin, Albert Einstein, Ralph Waldo Emmerson, Franz Kafka, Paul y Linda McCartney, Isaac Newton, Platón, Jean-Jacques Rousseau, Albert Schweitzer, Sócrates, Mark Twain, Diógenes, Martin Luther King, Pitágoras, Séneca ,Voltaire, Mahatma Gandhi…

Los alimentos realmente beneficiosos para la salud son los que están presentes en la naturaleza y se pueden consumir en su estado original, es decir: CRUDOS. frutas, bayas, semillas, germinados, raíces y vegetales comestibles. No lo olvide: los alimentos crudos y vivos proporcionan salud y vida.

3. Suplementación ortomolecular para mejorar la salud articular, muscular y emocional

Linus Pauling fue un químico norteamericano que ostenta el honor de ser la única persona galardonada dos veces con el Premio Nobel, el de Química y el de la Paz. Pauling definió la nutrición ortomolecular como «el mantenimiento de una buena salud y la prevención y el tratamiento de las enfermedades mediante la variación de las concentraciones de sustancias que normalmente están presentes en el organismo humano». A esta definición original, añadía la anotación: «que son necesarias para la salud», para referirse a estas sustancias.

La palabra «ortomolecular» está compuesta por «orto», que significa 'normal', 'adecuado', y «molécula», de modo que se acuñó el término para expresar la idea de que se trata de «las moléculas correctas en la cantidad correcta».

A continuación comentaremos algunos aspectos de las principales vitaminas y algunos minerales y oligoelementos importantes que tienen a ver directa o indirectamente con los problemas osteomusculares, el bienestar y las emociones, los temas que desarrollamos a lo largo de estas páginas.

La **vitamina C** es un antioxidante y se cree que puede ser útil en la protección articular, como antiinflamatorio, analgésico e inmunoestimulante.

La **vitamina B$_1$ (tiamina)** tiene reconocidas propiedades analgésicas; dosis elevadas de tiamina mejoran el dolor cuando se produce un bloqueo ganglionar, puesto que suprime la transmisión nerviosa del estímulo al músculo esquelético.

La **vitamina B$_{12}$ (cianocobalamina)** también tiene propiedades analgésicas y antiinflamatorias; es útil para reducir el dolor en pacientes con alteraciones articulares crónicas.

La **vitamina D** tiene un papel fundamental en el ciclo metabólico del hueso y la gestión del calcio. Es necesaria para el desarrollo y mantenimiento de un esqueleto saludable.

La **vitamina E (tocoferol)** es conocida por sus propiedades antioxidantes; sin embargo, también se han descrito efectos analgésicos, antiinflamatorios y posiblemente condroprotectores. Su efecto antiinflamatorio se relaciona con la inhibición de las prostaglandinas, unos mediadores que intervienen en la sensación dolorosa. Además, conjuntamente con la vitamina C, proporciona estabilidad a los componentes de la matriz extracelular de los tejidos articulares (por ejemplo, los proteoglucanos que forman parte de los cartílagos).

Otros elementos importantes para una buena salud ósea son **calcio**, **magnesio** y **boro**. El papel del calcio en el metabolismo de los huesos es bien conocido; ahora bien, para que este metabolismo sea adecuado, aparte del calcio, es indispensable la presencia de unas concentraciones apropiadas de magnesio. En cuanto al boro, algunos estudios indican que si se ingiere poca cantidad de este oligoelemento, hay mayor probabilidad de que la persona padezca osteoartrosis.

El **cobre** es una sustancia esencial para la síntesis de colágeno y es necesario para un buen metabolismo óseo, junto con otros oligoelementos como el **zinc**. Asimismo, utilizamos el cobre como base del tratamiento de las infecciones.

Adicionalmente, sustancias como la **glucosamina** y el **condroitín sulfato**, que son componentes de la matriz extracelular, juegan un papel importante en el mantenimiento de la estructura de las superficies articulares y contribuyen a que éstas mantengan los nutrientes y retengan agua. Su uso en la protección del cartílago parece sustentado por varios estudios.

El triptófano y el 5HTP son los aminoácidos que quizás recomiendo más en mi consulta; resulta curioso el hecho de que unos reguladores y precursores de la secreción de serotonina («hormona» del placer y la felicidad) sean el mejor de los remedios para el dolor. Con ellos intento romper el círculo vicioso de dolor, estrés, miedo y ansiedad; la combinación de terapia física y suplementos deja el camino allanado para que el paciente empiece a cambiar su salud con sus propios medios.

Una buena dieta es imprescindible para gozar de una buena salud. En estas páginas sólo he dado algunas pinceladas, puesto que mi objetivo principal era concienciarlo de por qué la dieta, lo que comemos, influye sobre cómo nos sentimos y, en definitiva, sobre cómo pensamos. Una vez visualizada la importancia de la dieta, fácilmente podrá encontrar apoyo profesional para elaborar la suya, la más adecuada para su organismo y sus necesidades particulares.

IV

El descanso reparador

Las personas de entre 35 y 65 años consumen una gran cantidad de benzodiacepinas (medicamentos tranquilizantes e hipnóticos). El uso de estas sustancias genera un círculo vicioso y lo curioso es que, si preguntas al paciente «¿Qué es lo que te impide dormir?», éste normalmente lo sabe: «No duermo porque estoy tenso por tal motivo y tal otro, el trabajo, problemas familiares…». La cuestión es que a menudo se encuentra una relajación química del cerebro (la persona duerme), pero no se logra un verdadero descanso.

Es interesante la reflexión que hace la medicina china sobre el descanso. Uno de sus principios dice: «Si quieres tener una buena salud, come poco, cena menos y descansa bien». El descanso depende mucho de la excitación, de cuánto hayamos excitado el cerebro.

La mayoría llevamos una vida acorde con la sociedad en la que vivimos, de modo que nos levantamos pronto, trabajamos, almorzamos fuera de casa, seguimos trabajando y llegamos a casa tarde y cansados. Sin embargo, cenamos, a veces de manera copiosa porque es cuando podemos estar con la familia o los amigos, y esto se acompaña a menudo de lo que llamo el «efecto Sue Ellen», en referencia a la famosa protagonista del serial *Dallas*, que tomaba una copa al llegar a casa porque el alcohol desinhibe y relaja la musculatura. Por la noche me relaja, pero a la mañana siguiente se necesita un estimulante: café y nicotina, etc. A media mañana desayunamos un poco y tomamos entonces una bebida de cola que, además de cafeína, también contiene azúcar. Esto provoca que tanta excitación desencadene el efecto contrario, un bajón, por lo que necesitamos más café. Por eso a veces alguien dice: «A mí, el café no me hace nada»; sin embargo, hay que tener en cuenta en qué contexto se toma.

Capítulo aparte merece el azúcar, al que ya nos hemos referido en la sección III dedicada a la alimentación. El azúcar es un gran acidificante del medio interno y un gran excitante. A veces, algunos padres comentan que a sus hijos no les gusta leer o que «les cuesta mucho ponerse a estudiar». Un estudio realizado en Estados Unidos midió el coeficiente de inteligencia de un grupo de niños y, a continuación, se les separaron en dos grupos: a unos se les dio una dieta sin azúcar (únicamente con los azúcares naturales de la fruta) y, a otros, una dieta rica en azúcar. Observaron que los niños que siguieron la dieta sin azúcar podían resolver mucho mejor algunos problemas complejos, y que este efecto remitía al volver a introducirles una dieta rica en azúcares. Por eso recomiendo a muchos pacientes que eliminen el azúcar (y no sólo se trata del azúcar que añadimos al café, sino que hay que pensar que el pan contiene azúcar, los refrescos también, etc.). Come frutas y verduras, y si tomas hidratos de carbono, que sean integrales y no refinados.

Recordemos que el cuarteto nefasto es: **café** para despertarnos de la noche anterior en la que hemos tomado **alcohol**; este efecto del café se suele potenciar con la **nicotina** de un cigarrillo (otro estimulante) y **azúcar**.

Descanso del cerebro y de los órganos

Volviendo al descanso, éste viene condicionado por el grado de excitación al que hemos sometido nuestro cerebro. El cerebro necesita descansar, pero también nuestros órganos. Hay muchas personas que se hartan de comida durante la cena y se van a dormir; entonces se quejan de que por la noche tienen pesadillas. Naturalmente, dormimos, pero nuestro organismo continúa funcionando en el proceso de una digestión laboriosa. Lo mismo sucede cuando empezamos a beber agua poco antes de irnos a dormir, con lo que el riñón no descansa. Naturalmente, tomar agua es esencial; se recomiendan unos 2 l de agua diarios, pero no a última hora del día.

A menudo, el único momento que tenemos para hacer deporte es por la noche. Pero aunque sea el único momento del que dispongamos no es el ideal, porque la descarga de endorfinas y el estímulo del metabolismo circulatorio por la noche pueden dificultar conciliar el sueño. Y así todos los órganos. Si bien sabemos que el ritmo respiratorio se reduce por la noche, los demás órganos también lo requieren.

Julián es un hombre de mediana edad, un gran empresario con fábricas en varias partes del mundo. Julián llega a la consulta con una gruesa coraza, la coraza del trabajo, y con un discurso que muchos hemos utilizado: «Tengo muchos problemas y poco tiempo». Entonces me empieza a dar la explicación de qué le sucede y por qué le sucede; empieza a decirme que se había visitado con otros profesionales, que se lo hicieron muy mal y que sólo accedió a venir a mi consulta recomendado por un amigo que insistió mucho. Cuando le vi por primera vez, pensé que su cara reflejaba realmente lo que padecía; antes de empezar a explorarlo vi en ella aquello que se ve en la cara de mucha gente: fatiga.

Efectivamente, tiene su explicación: Julián duerme cuatro horas al día, si las duerme, y cuando no está en China, está en Brasil. Está casado y sólo habla de su trabajo y de sus 10 fábricas. No habla de la familia ni de los amigos, únicamente del trabajo. Adicto a la nicotina, adicto a la cafeína y al trabajo, come rápido y mal. Aunque también hay que decir que intenta buscar la manera saludable de compensarlo: toma algo de tiempo para hacer un poco de deporte y viene regularmente a la consulta. Pero en mi opinión, le falta encontrar todavía el equilibrio, la plenitud en este aspecto. Sin lugar a dudas, Julián no puede continuar mucho tiempo así, ya que sus células se agotarán antes de tiempo.

Para dormir bien

Durante la noche cambiamos de posición por múltiples motivos: por haber escuchado un ruido, porque nos ha tocado nuestra pareja e inconscientemente tememos molestarla, o porque estamos más nerviosos por la razón que sea. La posición ideal para dormir nunca es boca abajo. Si estamos boca abajo estamos forzando un giro del cuello que no es recomendable.

Es difícil recomendar un colchón, un material para dormir; depende y cada persona tiene sus preferencias. Hay materiales actuales como la viscoelástica o el látex –un material natural que requiere ventilación–, o el colchón tradicional. Sin embargo, esto depende de preferencias personales, también.

Quizás la tienda de colchones que tendría éxito es aquella donde permitieran que uno pasara una o dos noches durmiendo en el colchón que pretende comprar, porque a veces uno se gasta una verdadera fortuna en un colchón de viscoelástica y, después de dormir un par de noches, se da cuenta de que no puede descansar bien, no le sirve.

Nunca debe comprarse un colchón de manera compulsiva. Es bueno intentar conversar con conocidos que tengan el tipo de colchón que pensamos comprar. Eso puede orientarnos. Incluso, si es alguien de confianza, pedirle pasar una noche probándolo. En cualquier caso, lo recomendable es que no sea demasiado blando.

Tampoco recomiendo las almohadas de plumas, porque se hunden mucho. En la consulta pido a la persona que se tumbe de lado y le coloco toallas. Entonces le digo: «La almohada debería tener esta altura cuando haya cedido cualquiera que sea el material de la que esté hecha». Este punto es importante, porque si estoy de lado, la inclinación que genero sobre mis cervicales puede ser patológica durante toda la noche. Si se quiere sofisticar algo más, es importante poder bascular la posición en personas con algún problema circulatorio (por ejemplo, levantando la parte baja de la cama).

Hay que descansar un número mínimo de horas, entre seis y ocho, según la persona. Y es recomendable la siesta, siempre que pueda hacerse. Recomiendo la siesta de Dalí, que decía que se colocaba una cuchara en la mano y se sentaba en un sofá; cuando perdía el mundo de vista y le caía la cuchara, con el ruido se despertaba. Quizás sólo son 10 minutos, pero ya puede ser reparador.

Visualización, relajación y respiración

En la misma línea, muchas veces recomiendo a mis pacientes utilizar su imaginación para recrear en su mente situaciones que le han producido placer en el pasado, un paisaje relajante o una situación que les produzca tranquilidad. Puede tratarse de una escena en un una playa desierta o un paisaje de alta montaña.

Esta técnica es muy útil para la activación en nuestro cerebro de áreas que inducirán a la relajación, con lo que activaremos la secreción de neurotransmisores placenteros. Además, la respiración relajada y profunda inducirá la mayor oxigenación general de músculos y vísceras. El descanso sirve para reparar lo que hemos estado estropeando durante la vigilia.

Recientemente en España se ha autorizado la venta y el consumo de melatonina, una hormona vegetal (fitomelatonina) que puede ser una gran ayuda para las personas con insomnio, ya que es un gran regulador del sueño sin contraindicaciones. Asimismo, como comentábamos anteriormente, el 5HTP es un buen inductor del sueño por ser precursor de la serotonina, nuestra hormona aliada en la felicidad y el placer. (Recuerde que el criterio de un buen profesional es mejor que el uso indiscriminado de estas sustancias por recomendación de amigos y vecinos.)

V

Las medicinas alternativas o complementarias

La idea de utilizar este tipo de aproximaciones a la salud en algunos pacientes que me consultaban como osteópata –que es una aproximación holística al ser humano–, es porque en algunos momentos he encontrado huecos, necesidades, con los elementos de que disponía.

La idea de fondo es que en un paciente que acude por una patología músculo-esquelética, el dolor es en realidad la punta del iceberg de un conjunto de situaciones que se le plantean en la vida. La visión de algunas de estas «medicinas alternativas» me permitía acercarme y resolver el problema del paciente.

Esto no significa en absoluto que sea un detractor de la medicina alopática, sino que soy un defensor de la medicina integral *(Integrity medicin)*. La medicina alopática ha salvado muchas vidas a lo largo de la historia, bien sea en medicina de urgencias, en muchas intervenciones quirúrgicas o en el tratamiento rápido y eficaz de algunas enfermedades infecciosas (en este caso, junto con la salud pública, que ha logrado mejoras en la higiene de las personas y las condiciones de vida). El problema es cuando queremos disgregar estas aproximaciones distintas a la medicina, a la curación. Algunas encuestas recientes apuntan que un tercio de la población de Cataluña utiliza medicinas alternativas y complementarias; en Estados Unidos, se acerca al 50%.

Una de las máximas en salud es que no deberíamos esperar a estar enfermos para buscar un tratamiento, sino que lo ideal es evitar que llegue la enfermedad. ¿Por qué si en un mismo ambiente hay determinados virus y bacterias, unas personas enferman y otras no? La medicina alopática respondería que la razón es que el sistema inmunitario de quienes no enferman está más preparado, está más sano. Mi pregunta va más allá: ¿Y por qué este sistema inmunológico está más preparado? En la respuesta a esta pregunta, es cuando la medicina holística, la medicina china tradicional o la medicina ayurvédica, por ejemplo, pueden dar algunas respuestas. Por ejemplo, que el sistema inmunológico de quien enferma está deprimido a causa de un problema afectivo, por ejemplo.

Lo difícil es cómo se complementan las distintas visiones aportadas por las medicinas existentes en un sistema de salud como el que conocemos, en el que hay un gran predominio de la medicina alopática y, además, muchos intereses económicos detrás. Veamos un ejemplo: el dolor de origen articular provoca un estado mental que genera una respuesta positiva para luchar contra la inflamación. Cuando tienen un dolor y toman un antiinflamatorio, muchas personas piensan que esta sustancia les irá exclusivamente a la rodilla, a la espalda o al hombro, como si tuviera un chip, y allí ejercerá su efecto. Este antiinflamatorio tiene unas consecuencias positivas indudables, porque mitigará el dolor durante un tiempo; sin embargo, este medicamento también tiene unas consecuencias negativas, no sólo por el hecho de que el dolor volverá cuando pase su efecto, no sólo por las reacciones adversas en forma de lesiones en la mucosa gástrica, sino porque la administración de esta sustancia impide la respuesta propia del organismo, porque un producto químico anula sistemáticamente el estado mental generado por el dolor. Por tanto, los antiinflamatorios van bien en un momento de urgencia; sin embargo, muchas veces se consumen analgésicos y antiinflamatorios de manera sistemática por el *miedo* al dolor. Esta supresión continuada de un síntoma físico tiene consecuencias, no sólo por los efectos indeseables, sino porque el problema se traslada a otra parte del organismo.

La integración de diversos tipos de medicina es una idea avanzada y que se está llevando a cabo con notable éxito en muchos países. Una clínica sólo dedicada al tratamiento del cáncer con una visión holística de la persona ya tiene mucho éxito en otros países. Esta integración se está experimentando en otros ámbitos; por ejemplo, en algunos hospitales públicos ya se realizan tratamientos a base de acupuntura con gran éxito.

Sabemos que las medicinas alternativas y/o complementarias tienen su utilidad en la aproximación a algunas enfermedades y sabemos que la medicina alopática está aquí y es útil en muchos pacientes. Probablemente un sistema sanitario bien organizado, en el que coexistiera esta visión integral de la medicina, permitiría que muchos pacientes que actualmente llegan a urgencias o a los centros de salud con determinadas enfermedades, no tuvieran que visitar estos centros porque la aproximación holística habría prevenido dichos problemas, de modo que no hubiera que llegar a utilizar la medicina holística. De ello se beneficiaría el sistema público de salud; sin embargo, ésta ya es una cuestión de estrategia, de alta política y de macroeconomía que va más allá de los límites de este libro; en cualquier caso, dejamos escrita la reflexión.

La medicina ayurvédica y otras medicinas complementarias

La medicina ayurvédica se inició unos tres mil años antes de Cristo. Se fundamenta en entender los terrenos que nos conducen a enfermar. Clasifica a las personas en varias tipologías, cada una de las cuales es más propensa a determinadas enfermedades; son los desequilibrios de los *doshas*: *Pita* (constitución media, buen apetito, enérgico, impaciente, emprendedor), *Vata* (delgado, cabello y piel secos, ojos pequeños, apetito variable, escasa resistencia, sueño ligero y variable) y *Kapha* (constitución pesada; ojos, boca y dientes grandes, buen apetito, tranquilo, calmado, aversión por la actividad). La homeopatía utiliza esta misma clasificación: sulfúrico, fosfórico, fluórico y carbónico. Además, como la medicina tradicional china, utiliza la regulación de la energía vital (el *prana*, que la medicina china llama *qi*; la medicina homeopática, *energía vital*, y la medicina osteopática, *inteligencia innata*).

Para regular el medio interno utiliza plantas, y masajes y aceites para la relajación y para descongestionar los chacras o canales energéticos. Además, utiliza los meridianos –igual que la acupuntura–, por donde circula esta energía interna. La acupuntura, mediante una aguja colocada en un punto concreto de los meridianos, modifica favorablemente la circulación de la energía por ellos.

Hasta el momento no hay estudios que hayan permitido demostrar científicamente la existencia de esa «energía» ni de los «canales energéticos»; sin embargo, sí que se ha demostrado que la colocación de una aguja de acupuntura en algunos puntos de los meridianos origina cambios musculares y de las fascias a distancia.

Algunos autores están probando la administración de un tratamiento homeopático mediante una aguja de acupuntura; es lo que se llama *biopuntura*. Por ejemplo, a un paciente con cervicalgia recurrente, se le desbloquea pero no mejora; a causa de la relación que existe entre la zona cervical y el sacro, también se le desbloquea la zona sacra, sin éxito; siguen las molestias. El paciente tiene, además, un problema digestivo, lo que nos hace pensar en la necesidad de un tratamiento de las vértebras D6-D7-D8, que son las que corresponden a los segmentos que inervan el aparato digestivo; podemos hacer un tratamiento a este nivel. Puedo continuar tratando la estructura de manera mecánica, el dolor de este paciente; sin embargo, puesto que el dolor cervical persiste y sabemos que entre el segundo y el tercer espacio cervical sale el nervio epigástrico (que inerva el sistema digestivo y hepático), podríamos intentar la administración de un tratamiento homeopático que regule este problema digestivo mediante biopuntura, que consigue relajar el aparato digestivo administrando un medicamento homeopático, que probablemente es el origen de todo el proceso doloroso por contractura refleja.

Si nos hubiésemos limitado al tratamiento estructural, probablemente habríamos fracasado. Un homeópata que hubiese administrado tratamiento antiespasmódico para el cuello, también habría fracasado al no llegar a la raíz del problema. Es decir, es posible tratar las cosas a distancia y, a pesar de la oposición por parte de la medicina occidental, arguyendo falta de pruebas científicas, empiezan a haber pruebas que indican que es posible, que tiene algún fundamento. En otras palabras, cada vez nos acercamos más a comprender que empieza a tenerse en cuenta que cuando hay problemas emocionales, esto se traduce en problemas físicos concretos. La cuestión es que, por ejemplo, una alteración emocional puede estar detrás de una úlcera de estómago. La medicina occidental argumentará que está producida por una bacteria llamada *Helicobacter pylori*, y le prescribirá medicamentos para combatirla, probablemente omeprazol y un par de antibióticos. En realidad, omeprazol y otras moléculas de la misma familia se encuentran entre los medicamentos más consumidos en todo el mundo, y este aspecto económico también debe tenerse presente al analizar la presión de la medicina occidental sobre las demás. Pero volvamos a esta pequeña bacteria: *Helicobacter* está presente en el estómago de muchas personas sanas, sin producirles la infección; la pregunta que nos tendríamos que plantear en este caso es: ¿Por qué en un momento determinado la bacteria causa la enfermedad? Y, analizando este aspecto, es donde entran las emociones. En definitiva, se trata de buscar la mejor manera de llegar al origen del problema del paciente, y tratarlo adecuadamente.

La homeopatía, criticada, cuestionada y motivo de muchas discusiones, tiene cada vez más popularidad entre muchos pacientes desilusionados con los medicamentos habituales. Si bien es cierto que casi no tiene efectos secundarios y no es útil en cualquier enfermedad, recomendamos que sea un profesional sanitario quien le recomiende y asesore para su uso. La individualización que la homeopatía hace es la clave para tratar enfermos y no enfermedades. En mis años de experiencia, ha sido de gran ayuda y complemento perfecto en todos mis tratamientos. El aumento de su uso ha puesto nerviosos también a los laboratorios farmacéuticos, que ven disminuir las ventas de algunos de sus fármacos estrella.

El síndrome del vaso lleno

Los planteamientos que hacen la medicina ayurvédica y la medicina tradicional china también ponen muy en evidencia algo que no se tiene en cuenta en la medicina occidental:

las estaciones. A modo de ejemplo, hay estudios que muestran que muchos suicidios en el mundo se producen en lunes y muchos infartos, también; precisamente el día que volvemos al trabajo, el día que nos exponemos de nuevo a los «estresores» (las circunstancias que desencadenan en nosotros una respuesta de estrés). Poco a poco, *gota a gota*, van llenando el vaso que tenemos cada uno de nosotros; por este motivo, a menudo les hablo a mis pacientes del **síndrome del vaso lleno.** ¿Por qué? Bueno, es una persona que no hace ejercicio, come siempre fuera de casa, viaja mucho, su jefe le pide más de lo que puede dar, tiene problemas con su hijo… Y un día, discute con su esposa por una tontería y éste fue el límite: sufre un infarto o simplemente se bloquea, sufre una lumbalgia aguda o una úlcera de estómago. Es la punta del iceberg, la suma de gotas… y deberíamos tratar de ir *vaciando* este vaso.

Con las estaciones sucede algo parecido. Muchas personas dicen: «Mire, es que cuando llega el otoño, me siento melancólico». Bueno, en realidad las medicinas orientales lo dicen desde hace tiempo, y la medicina ayurvédica en particular propone la depuración sistemática del organismo. Esto significa simplemente tener cuidado, del mismo modo que tenemos cuidado con el automóvil y le limpiamos los filtros de aire y de aceite. La comparación no es baladí, porque el cuerpo humano tiene filtros, y el más importante es el hígado. Por tanto, realizar de manera periódica una dieta apropiada para la depuración del hígado es algo que recomiendo encarecidamente. Recomiendo algunas dietas, o dejar las grasas durante unos días, o incluso hacer un ayuno completo (sólo tomando líquidos), o zumos de verduras y frutas.

A veces, comer una manzana, un plátano y un poco de uva al mediodía, es sano, es agradable, es simplemente bueno y recomendable. Cuando lo explico, algún paciente pregunta: «¿Y eso es suficiente?». Pues sí, es suficiente si un día comemos sólo fruta; sólo lo pasaremos mal si tenemos una dieta inadecuada. Dicen: «El cuerpo enfermo hace cosas enfermizas y el cuerpo sano hace cosas sanas». El problema es que acostumbramos a nuestro cuerpo a malas posturas, malos hábitos y malas dietas; en este último caso, cuando el cuerpo está acostumbrado a una dieta desequilibrada y, un buen día, sólo le proporcionamos fruta, percibirá la falta y la persona se encontrará mal.

Uno de los grandes filtros a depurar es el hígado. Pero hay más, por ejemplo el tálamo (que *filtra* los pensamientos), y las demás vías de eliminación: el riñón, el intestino o la piel, que es nuestro mayor órgano. Hay personas que no sudan, personas que no beben todo el agua que habría que beber, o personas con problemas en la evacuación fecal, con estreñimiento. Es importante beber y, de forma regular, hacer hidroterapia de colon.

Las lavativas eran una práctica muy extendida hace algunas décadas; se aplicaban incluso en caso de fiebre, resfriados o alteraciones digestivas. Sin embargo, hoy sabemos que el efecto de una lavativa se limita a la parte más baja del intestino, al sigma y el recto. *La hidroterapia de colon*, en cambio, sabemos que actúa sobre todo el recorrido del colon, del intestino grueso, ascendente, transverso y descendente sigma, y es una manera de limpiar nuestro organismo.

Al hacer referencia a la dieta, la hicimos a la hiperpermeabilidad intestinal. La mala alimentación, la toxicidad de los alimentos y la ingesta de medicamentos provocan una hiperpermeabilidad en el intestino, lo que significa que las toxinas que comemos pasarán al torrente sanguíneo y se distribuirán por todo el organismo si no tenemos un colon limpio y saludable. Hay estudios científicos que afirman y avalan que muchos de los cánceres se originan en un porcentaje muy elevado en nuestro intestino.

Se plantean preguntas como: «¿Cómo es posible tratar la irritabilidad con algo como la hidroterapia de colon?». Tiene su fundamento: niños o adultos padecen parasitosis intestinal (algo que es más frecuente de lo que pensamos) y están irritables, nerviosos. Hay que recordar que el intestino alberga gran cantidad de neuronas y produce gran cantidad de neurotransmisores. Al hacer una hidroterapia de colon, desaparecen los parásitos y eso se traduce en menor irritabilidad y, por tanto, mayor concentración.

La importancia del lavado intestinal es activar una de las vías naturales de eliminación orgánica. La *hidroterapia de colon* la utilizamos hoy para tratar problemas de restriñimiento y disfunciones digestivas, pero es útil también para la fatiga crónica, la fibromialgia, la psoriasis y otras alteraciones de la piel en que el nerviosismo, la irritabilidad y los desajustes emocionales están presentes. La alimentación desequilibrada, la falta de ejercicio y el consumo de toxinas de todo tipo nos lleva al ensuciamiento del intestino. Hay que tener en cuenta la importancia de tomar prebióticos tras una hidroterapia de colon, ya que el efecto del lavado arrastra también nuestra flora intestinal, que de todas maneras se recupera fácilmente.

Víctor Hugo dijo: «El hombre encierra una serpiente, el intestino, que tienta, traiciona y castiga».

Un mal funcionamiento hepático, con ingestión de grasas y el consiguiente aumento del colesterol, tomar continuamente medicamentos (que se eliminan mayoritariamente a través del hígado), ingesta elevada de alcohol… todo ello conlleva una saturación hepática. Y, a menudo, si esa persona se hace un análisis de sangre, los resultados no se encuentran necesariamente alterados; a veces, incluso el análisis «está bien», pero eso no significa que la salud lo esté. Por tanto, depurar el hígado y el intestino es algo que puede contribuir a mejorar la salud; puesto que uno se encuentra mejor, el propio cerebro intentará buscar hábitos saludables.

Y, lo más importante, hay que evitar el radicalismo. Hablar de hábitos saludables y de depuración no significa en absoluto que un día uno no pueda disfrutar de un vaso de whisky si le apetece o que, en un entorno social determinado, pueda fumar un cigarrillo. ¡El problema del whisky o del cigarrillo está en que lo tomes cada día!

La depuración del tálamo (del cerebro) es otro hábito necesario y no excesivamente complicado de lograr. Se trata de permitir que nuestro cerebro descanse periódicamente, y lo conseguimos bien sea mediante el contacto con la naturaleza o con la meditación. La depuración cíclica y tomar antioxidantes son dos cosas importantes. El papel de los antioxidantes, como ya hemos comentado en el apartado dedicado a la dieta, es el de contrarrestar los numerosos radicales libres a los que nos exponemos. Un buen antioxidante es la vitamina C, que además tiene propiedades antiinflamatorias. La falta de vitamina C puede ser motivo de que tengamos más dolor o inflamación. Sin embargo, es importante recordar que no hay que tomárselo todo, porque caer en el otro extremo también es nocivo. El buen criterio profesional es el que indica qué conviene a cada paciente.

A modo de conclusión, diremos que las medicinas alternativas están ahí, con los conocimientos y la experiencia acumulados durante siglos. Y están ahí para utilizarlas. Quizás van más lentas que la medicina alopática occidental; sólo quizás, porque lo importante es, utilizando un símil deportivo, ver cómo se termina la carrera. La lentitud es, probablemente, lo que más se critica del tratamiento con las medicinas alternativas; sin embargo, cuántas veces la medicina alopática sólo logra ir poniendo remiendos y mandar al paciente de un especialista a otro, logrando mejoras sintomáticas puntuales que se siguen de recaídas porque no se logra llegar a tratar la razón de fondo.

> **Carlos** es un hombre joven, casado y con un hijo. Acudió a la consulta por dolor torácico retroesternal. Su médico de cabecera lo manda al cardiólogo y, unos meses des-

pués, cuando llega a mi consulta, Carlos me comenta que lo habían visitado cuatro médicos distintos y lo habían colocado en ocho máquinas (ecografía, el eco-doppler, electrocardiograma, TAC…); lo habían medicalizado («tómese una aspirina diaria») y diagnosticado inicialmente una pericarditis (la inflamación de la membrana que recubre el corazón). Al cabo de un tiempo, le vuelven a hacer las pruebas y concluyen que no se trata de ninguna pericarditis y le piden que deje la aspirina… pero continúa con el dolor. En este momento, el cardiólogo le sugiere que acuda a un psicólogo porque podría tratarse de algún problema con fondo de ansiedad; sin embargo, el psicólogo tampoco observa nada que llame la atención y le proporciona algunas pautas de conducta.

Mientras tanto, el problema empezó a afectar las relaciones de Carlos: ya no podía coger en brazos a su hijo, porque al realizar este esfuerzo, el dolor aumentaba. Esto es una pista, porque quizás el dolor es más mecánico que cardíaco. Cuando se sentó frente a mí, al terminar de explicarme su historia, le comenté:

–Carlos, creo que ya sé qué tienes…

–¿Cómo que ya sabes qué tengo?

–Tienes una escoliosis.

Efectivamente, Carlos tiene una desviación importante de la columna vertebral que le provoca una rotación de las costillas que le produce un dolor a nivel del tórax en el esternón, justo encima del corazón, que le produce el dolor y el miedo jugaba en su contra. El miedo era lo que le impedía coger a su hijo en brazos, por ejemplo.

Luego me explicó que este dolor (y el miedo), incluso hubiera modificado sus relaciones sexuales, porque tenía miedo al dolor que podría sentir cuando se apoyara sobre los brazos. Era una persona que estaba muy, muy asustada, y de no haber llegado aquí, quizás habría terminado con un infarto real, por el propio miedo, por la angustia que le provocaba su dolor, por la limitación de su vida, etc.

Esta visión de la medicina compartimentada lleva a este tipo de situaciones. Es algo que empieza durante la etapa de formación de los futuros médicos, en la que todo está muy compartimentado y se proporcionan conocimientos en profundidad, pero sin esa visión transversal, la visión de la persona como un todo.

Naturalmente, eso no significa que, según qué observo en los pacientes, a veces no les mande al especialista. Soy consciente de que en ocasiones se requiere la acción rápida y precisa de la medicina alopática. Las derivaciones deberían darse en los dos sentidos.

Otro aspecto, que también requiere la atención de quienes se dedican a las distintas medicinas alternativas, es qué formación tienen y cómo ejercen su profesión, porque no siempre está bien regulado y, por desgracia, ha habido casos de fraudes y engaños. La mejor vía es la profesionalización.

Durante dos años fui asesor del Departamento de Salud de la Generalitat de Catalunya, en una comisión que analizó la manera de regular las medicinas complementarias y alternativas. La idea era que estuviera regulada y en manos de profesionales, no en manos de curanderos o personas que han hecho algún cursillo de un par de semanas. Fueron tantos los intereses que, tras la aprobación de la ley, el Ministerio pertinente del Gobierno de España obligó a derogar la ley. Fue una apuesta valiente, que trataba de regular la formación que deberían recibir los sanitarios en cada una de estas disciplinas reconocidas, con el fin de proteger al usuario con una buena praxis.

VI

Algunas sugerencias finales

El terreno, el lugar que abonamos diariamente con nuestros sentimientos y nuestras emociones (la parte somática del cuerpo), estará influenciado evidentemente por ellos. De ahí que cuando aparece una enfermedad o un dolor, debamos tener en cuenta todas estas premisas.

En la consulta, no podemos dejar de ahondar y profundizar en el terreno del paciente. En las consultas de médicos, osteópatas y fisioterapeutas, vemos patologías de origen discal, lumbar y cervical, sobre todo; no podemos dejar de pensar en los distintos aspectos de la persona.

Teniendo en cuenta el esquema de la buena salud, conviene recordar la importancia del ejercicio físico en un organismo que necesita moverse, así como de la comida sana para el desarrollo saludable de las células, sin olvidar el descanso reparador y la actividad física y mental diaria. Tampoco hay que olvidar la importancia de la espiritualidad, las emociones y el equilibrio emocional, puesto que un dolor de espalda no siempre es sólo un dolor de espalda; aunque muchas veces la medicina convencional ve al paciente de una manera fragmentada y analizada por aparatos. Con este libro, pretendo ir más allá de lo que es el dolor; hemos hablado de la importancia del dolor y qué significa, pero no podemos dejar de lado el contexto del paciente. Detrás de un dolor de espalda se pueden esconder problemas económicos, familiares, de personalidad, problemas de pareja… Naturalmente, también la falta de ejercicio o una alimentación desequilibrada generan un desajuste del medio interno.

Todo ello conduce al paciente a que un buen día, haciendo una actividad suave (sólo agacharse para recoger un bolígrafo, por ejemplo), se quede bloqueado, roto. Sí es posible aliviar al paciente con técnicas manuales, que reajustarán las alteraciones mecánicas que han llevado a la parte física a este dolor. Pero en la misma primera visita o en una segunda visita, empezarán a expresarse cosas que están pasando en su vida y que quizás no se han expresado en la primera visita. A menudo van saliendo esos problemas aparentemente secundarios que, una vez que el paciente comprende la relación que tienen con el dolor, contribuyen a la curación juntamente con un ejercicio y una alimentación suaves. Les animo a que coman verduras hervidas, ensaladas y frutas, y a que no consuman azúcares, grasas ni alimentos saturantes y tóxicos para el organismo (como describimos en la sección III).

La palabra *crisis*, que significa «cambio» u «oportunidad», ha estado presente en todas las conversaciones, tertulias y medios de comunicación mientras escribía este libro. Sin duda, hemos hecho referencia a los problemas económicos y todo lo que los rodea. El estrés y sus consecuencias sólo han empezado a tomarse en serio de un tiempo a esta parte, pues se habían banalizado como si dichos estresores únicamente afectaran a los hombres con traje o los antiguos yupis.

Los grandes especialistas reconocen que las alteraciones sanguíneas y nerviosas nos llevarán a padecer un sinfín de desajustes en nuestra vida: cansancio físico, angustia, falta de apetito o apetito desmesurado, desgaste celular y envejecimiento, dispepsias, estreñimiento y todo aquello que usted ya ha leído o padecido y que sólo lleva al desánimo, la depresión, el insomnio, la irritabilidad y la desesperanza. Ya volvemos a tener esa relación de la que hemos estado hablando en este libro: la relación de los estresores físicos y emocionales.

Nada más lejos de mi intención en este último capítulo insistir en lo hablado en capítulos anteriores, sino todo lo contrario; mi objetivo es animarle a aprovechar la crisis que usted esté viviendo para cambiar cosas. Aproveche la oportunidad de eliminar aquello que le está restando vida. No espere al principio del año para dejar de fumar, adelgazar, apuntarse al gimnasio o cambiar malos hábitos; no lo vea como una tortura en su vida, sea egoísta y cuídese usted mismo, si no, no podrá cuidar y disfrutar de los que más quiere. ¿Por qué no empezar hoy?

Como dijo Jesús de Nazaret: «Ama a tu prójimo como a ti mismo».

¿Cómo pretende darse a los demás y amar si es incapaz de cuidarse a sí mismo? Cuidarse es encontrarse mejor, es estar más relajado, es descansar mejor, comer sano y buscar los mejores hábitos para uno mismo. Eso nos llevará a mejores relaciones, mayor estabilidad, más equilibrio y, en definitiva, a una vida más plena y placentera.

Podría sonar a palabras fáciles, pero entiendo que cada persona vive una realidad distinta y a veces difícil de cambiar, pero si no cambia ciertas cosas, por pequeñas que sean, su vida seguirá en la misma rueda que le llevó a plantearse que quizás este libro albergaría alguna ayuda para usted. Si es así, me sentiré muy satisfecho de haberle ayudado, que es finalmente el objetivo de este libro.

Agradecimientos

A mis amigos y compañeros de trabajo, el Dr. Luis Fernández, el Dr. Rodrigo Pallás y José Luis Gutiérrez; a Antonio Méndez por su amistad y por su gran sabiduría y humildad asesorándome con su gran conocimiento sobre la nutrición. Muy especialmente a mi amigo y compañero de estudios y trabajo Toni Díaz D.O. y a todo el equipo de mi clínica; a mi amigo y compañero Albert Martínez por su gran profesionalidad en la podología; al Dr. Óscar Navarro y al Dr. Jordi Freixas por compartir momentos de aprendizaje muy especiales, y a Joaquim Gràcia por compartir sus conocimientos y saber de gran profesionalidad científica en la psicología, con los que comparto criterios y me han ayudado a formarlos. A mis editores Jordi Nadal y Albert Figueras por creer que, sin lugar a dudas, éste sería un libro de interés para muchas personas y desde un principio me apoyaron en este proyecto. Y de manera especial, quiero agradecer a mi amiga Anna Diloy sus consejos y su profesionalidad periodística.

De corazón, ¡muchas gracias a todos!

Su opinión es importante.
En futuras ediciones, estaremos encantados
de recoger sus valoraciones sobre este libro.
Por favor, háganoslas llegar a través de nuestra web:

www.plataformaeditorial.com

www.clinicaosteopatica.com
info@clinicaosteopatica.com

Made in the USA
Monee, IL
07 July 2026

56553660R00111